UNTERSUCHUNGEN ÜBER DIE
EIGENREFLEXE
(SEHNENREFLEXE)
MENSCHLICHER MUSKELN

VON

PAUL HOFFMANN
PRIVATDOZENT FÜR PHYSIOLOGIE IN WÜRZBURG
A. O. PROFESSOR

MIT 38 TEXTABBILDUNGEN

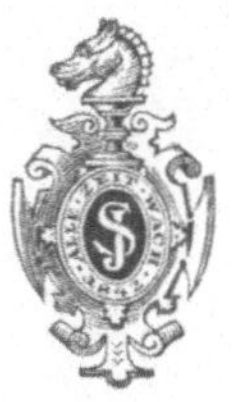

Springer-Verlag Berlin Heidelberg GmbH

1922

ISBN 978-3-662-22855-5   ISBN 978-3-662-24789-1 (eBook)
DOI 10.1007/978-3-662-24789-1

Inhaltsverzeichnis.

Einleitung.

Wie jedermann weiß, ist unser Zentralnervensystem zu außerordentlich verschiedenwertigen Leistungen befähigt. Die Fähigkeiten des Geistes und Gedächtnisses erfordern eine Inanspruchnahme großer Hirnteile, selbst einfache Assoziationen brauchen deutlich meßbare Zeit, sie erfordern eine intensive Konzentration, ihr Ablauf kann nur dann geordnet von statten gehen, wenn andere Gehirnfunktionen gehemmt sind. (Enge des Bewußtseins)[1]). Ihnen gegenüber finden wir die einfachsten Leistungen gestellt, die fast mechanisch ablaufen können. Diese sind nicht einmal an ein großenteils intaktes Gehirn und Rückenmark gebunden, sondern sie können sogar in abgetrennten Teilen vor sich gehen. Sie können neben anderen Gehirnfunktionen einhergehen; ihr Auftreten und Verschwinden kehrt sich an die Enge des Bewußtseins nicht. Wir pflegen diese einfachen Leistungen als automatische oder reflektorische zu bezeichnen, je nachdem sie ohne äußere Reize eintreten, oder erst solche sie auslösen. Die Grenze zwischen diesen beiden Begriffen ist künstlich, denn wenn wir z. B. die Anhäufung von Wasserstoffionen im Blut als Reiz des Atemzentrums auffassen, so kann man dessen Funktion auch reflektorisch nennen.

Der Begriff „Reflex" ist ein sehr schlecht begrenzter. Wenn wir in der Physiologie nach dem Vorgange von Pawlow von „bedingten Reflexen" sprechen, so handelt es sich um Assoziationen, die bei dressierten Tieren eintreten[2]).

Z. B. ein Hund wird stets gefüttert, wenn eine bestimmte Glocke erklingt. Bei der Fütterung erfolgt Speichelsekretion.

---

[1]) Siehe hierüber die neuen Studien von R. Pauli (Münchener Studien zur Psychologie und Philosophie, herausgeg. von Külpe und Bühler, Heft 1) und A. Mager (daselbst, Heft 5).

[2]) Vgl. J. P. Pawlow, Ergebn. d. Physiol. 11, 357. 1911.

Schließlich verbindet sich bei dem Tiere (beim Menschen würde sich genau das gleiche einstellen) das Hören der Glocke mit dem Begriff der Fütterung so eng, daß es genügt die Glocke anzuschlagen, um Speichelsekretion hervorzurufen. Hier wird also ein relativ komplizierter Vorgang Reflex genannt. Man ist in der Benennung sehr frei, man kann schließlich alles Reflex nennen. Die Frage, „ist das Tier eine Reflexmaschine?" ist der Niederschlag dieser unscharfen Begrenzung.

Von den Regionen, in denen eine psychische Leistung wie die des dressierten Hundes reflektorisch genannt wird, bis hinunter zu den einfachsten Reflexen, gibt es nun alle Abstufungen, komplizierte und ganz mechanische; Reflexe, die mit völliger Sicherheit ablaufen, so daß sie unter allen Bedingungen auftreten, wenn nur der passende Reiz gegeben wird, und solche, die besondere Umstände verlangen, um überhaupt nachweisbar zu sein.

Es ist nicht wunderbar, daß die Untersuchung der Reflexe für die Physiologie des Nervensystems von großer Bedeutung geworden ist. Es ist möglich, an dieser Stelle etwas in die Geheimnisse der Tätigkeit unseres Zentralorgans einzudringen und die Leistungen auf einfachere bekannte Vorgänge zurückzuführen oder wenigstens sie mit solchen zu analogisieren.

Im folgenden soll die einfachste Art von Reflexen in ihrer physiologischen Wirksamkeit untersucht werden. Es sind dies die sogenannten Sehnenreflexe oder wie ich vorschlage sie zu nennen, die **Eigenreflexe** unserer Muskeln. Eine Sonderbehandlung verdienen sie wohl, denn ihre praktische Bedeutung ist sehr groß und ihr Studium ergibt überraschende Einzelheiten. Warum versuche ich nun den gut eingeführten so plastischen Namen „Sehnenreflexe" durch den an und für sich wenig aussagenden „Eigenreflexe" zu ersetzen?

Die fortschreitende Untersuchung hat gezeigt, daß das, was wir mit dem Namen Sehnenreflexe oder Sehnenphänomene bezeichnen, gar nichts Wesentliches mit der Sehne zu tun hat. Die Beziehung der Sehnenreflexe zur Sehne ähnelt der Beziehung des Schwefeläthers zum Schwefel. Es ist eine ganz praktische Beziehung, man erzeugt den Sehnenreflex leicht durch Schlag auf die Sehne, wie man den Schwefeläther durch Destillieren des Alkohols über konzentrierter Schwefelsäure gewinnt. Nach und nach hat sich der Begriff der Sehnenreflexe als eine ganz scharf begrenzte Sondergruppe von den übrigen Reflexen abgetrennt. Es gehören nun in diese Gruppe eine Reihe von Reflexen, die wir gar nicht als Sehnenreflexe zu bezeichnen pflegen. Es wird der alte Name zum Hemmnis. Es erscheint dem Verfasser daher an der Zeit, den Namen Sehnenreflexe fallen zu lassen und dafür Eigenreflexe zu sagen. Die Sehne ist für den Eigenreflex ganz unwesentlich, daß wir die Reflexe klinisch durch Schlag auf die Sehne auslösen, ist physiologisch bedeutungslos, denn es kommt nicht auf den Schlag auf die Sehne an, sondern auf die Zerrung in der Längsrichtung. die der Muskel erfährt. Man kann den „Sehnenreflex" auch durch Schlag auf den Muskel hervorrufen, durch plötzliche Gelenkbewegungen, Reizung des Muskelnerven usw.

Zu der Namensänderung habe ich mich erst nach langem Zögern entschlossen. Ein so eingefahrener Name wird sich schwer ausmerzen lassen, aber aus dem folgenden wird deutlich hervorgehen, daß „Sehnenreflexe" unsinnig ist. Die Bezeichnung Sehnenphänomen ist ganz farblos.

Warum nenne ich nun die Sehnenreflexe „Eigenreflexe"? Die Rechtfertigung dieser Namensänderung ist diese ganze Schrift. Es hat sich gezeigt, daß es sich in den Eigenreflexen um einen eigenen Apparat der einzelnen synergisch wirkenden Muskelgruppen handelt. Jeder Muskel hat seinen Eigenreflex. Er ist nur von diesem Muskel aus (bzw. von den sensibeln Endorganen in demselben) auszulösen. Er führt nur von einem Muskel aus über das Rückenmark wieder zu diesem Muskel zurück. Er bleibt vollkommen lokalisiert und greift nie auf eine nicht synergische Muskelgruppe über. Es ist ein Apparat, der dazu dient, die Muskelfunktion den gegebenen Verhältnissen anzupassen. Er hat keinerlei Bezug auf die allgemeine Reflextätigkeit. Der Eigenreflex selbst ist keine Bewegung, er ist im physiologischen Falle der Auslösung nur der Teil einer Bewegung, daher wirkt er isoliert ausgelöst ganz zwecklos. (Die Zwecklosigkeit der Sehnenreflexe hat bekanntermaßen lange Zeit die Neurologen und Physiologen beschäftigt.) Die Nervenenden, die als rezeptorische Apparate dienen, liegen im Muskel (am Sehnenende meist dichter); der spezifische Reiz ist eine Zerrung des Muskels in der Längsrichtung. Es wird im Laufe dieser Schrift genügend Gelegenheit sein, auf die weiteren Eigenschaften der Eigenreflexe einzugehen und die Differenz gegenüber den übrigen, für die ich den Namen „Fremdreflexe" vorschlage, darzulegen. Die gegebenen Andeutungen mögen vorläufig genügen, um den Namenswechsel zu begründen.

1*

Die Erkenntnis der Natur der Eigenreflexe hat in der letzten
Zeit wesentliche Erweiterungen erfahren. Es ist besonders die
Einführung der verbesserten elektrophysiologischen Methodik von
Einthoven in dies Gebiet, die den Fortschritt bewirkt hat. Wir
können durch das Studium der Aktionsströme den Reflex mit
einer Schärfe untersuchen, die auf mechanischem Wege nicht
möglich ist. Wir können den Reflex bei gleichzeitiger willkürlicher
oder fremdreflektorischer Erregung untersuchen, wir können die
refraktäre Phase feststellen und andererseits nachweisen, daß
150 Reflexe in der Sekunde durch das Rückenmark geleitet
werden.

Einen zweiten großen Fortschritt für dieses Gebiet haben die
modernen Untersuchungen des Kraftsinnes gebracht. Seit wir
wissen, daß die Spannung unserer Muskeln in der Längsrichtung
von einem äußerst scharfen Sinnesorgan ständig unserem Zentral-
organ übermittelt wird [1]), ist es verständlich, daß selbst ganz
geringe Spannungsänderungen in den Muskeln zu intensiven und
für das Leben bedeutungsvollen Reflexen Anlaß geben. Die Unterschiedsempfindlichkeit des Kraftsinnes übertrifft die aller anderen
Sinnesorgane, kann es da wundernehmen, wenn ein komplizierter
Reflexmechanismus an Organe angeschlossen ist, die ebenfalls
auf Spannungsänderungen im Muskel reagieren und die vielleicht
sogar mit den Organen des Kraftsinnes identisch sind?

Sternberg, der 1893 seine bekannte Monographie über die
Sehnenreflexe schrieb, brachte noch eine Auswahl von Fällen,
um die Bedeutung der Reflexuntersuchung zu erweisen. Dessen
bedarf es heute nicht mehr. Diese Untersuchungsmethode ist
heute Allgemeingut der Ärzte. Ebenso wird der Raum, der dem
Beweise dient, die Eigenreflexe seien wirklich reflektorischer
Natur, kurz bemessen werden können. Über diese Überlegungen
sind wir heute hinaus. Die zahlreichen Experimente, die Sternberg anstellte, um die Reflexnatur zu beweisen, können heute
durch viel elegantere ersetzt werden. Schwierigkeiten, an die
dieser Autor noch stieß, sind heute völlig beseitigt. Wo er sich
mühsam den Weg bahnte, schreiten wir ungehindert fort. Die
Probleme sind andere geworden, die Basis hat sich als völlig trag-
fähig erwiesen.

---

[1]) M. v. Frey, Zeitschr. f. Biol. 63, 129. 1913; 65, 203. 1914. Sitzungsber.
d. physikal.-med. Ges. Würzburg. 15. Jan. 1914.

Das meiste Kopfzerbrechen machte den Untersuchern früher die außerordentlich kurze Reflexzeit. Heute kennen wir die Nervenleitungsgeschwindigkeit ziemlich genau und wir wissen, daß gerade die Reflexzeit überraschend zu unseren Vorstellungen paßt. Wir hören, daß die Überleitung im Rückenmark so schnell erfolgt, daß ihr Wert bei unseren Methoden beinahe noch in die Fehlergrenzen fällt. Von Nerv und Muskel haben wir sehr mechanische Vorstellungen gewonnen und es steht zu hoffen, daß sich der Schleier, der über den Erregungs- und Kontraktionsvorgängen lag, langsam lüftet. In dieser Schrift wird nachgewiesen werden, daß auch die niederen Reflexleistungen des Zentralnervensystems verblüffend mechanisch sein können. Insofern bedeutet das Studium der Eigenreflexe auch einen Schritt in der allgemeinen Physiologie des Nervensystems. Wir lernen den Übergang kennen von der einfachen Leitung im Nerven zu den höheren Funktionen des Rückenmarks und Gehirns.

Man könnte bezweifeln, ob die Eigenreflexe wirklich die einfachste Form der Reflexe sind, die in unserem Zentralnervensystem ablaufen. Es scheint viszerale Reflexe zu geben, in denen es nur eines Neurons bedarf. Hiebei wird die Erregung von einem Aste einer geteilten Nervenfaser auf einen anderen übertragen. Es sind die sog. echten Axonreflexe. Allgemein anerkannt ist diese Reflexform nicht, aber sie scheint immerhin möglich[1]). Bei niederen Tieren finden wir, daß in peripheren Nervennetzen ganz ähnliche Vorgänge ablaufen, bei Wirbeltieren sind allerdings periphere Nervennetze entsprechender Art (wie sie z. B. bei den Medusen vorkommen) nicht beschrieben. So wird man derzeit doch die Eigenreflexe als die einfachste bekannte Funktion unseres Zentralnervensystems ansehen können.

---

[1]) Siehe Langley, Journ. of physiol. **25**, 364. 1900.

I. Methoden der Reflexuntersuchung.

A. Mechanische Methoden.

Die klinischen Methoden der Untersuchung der Eigenreflexe setze ich als bekannt voraus. Ich halte sie vom physiologischen Standpunkte für unantastbar, ich glaube, daß sich hieran mit der Zeit nur noch sehr wenig ändern wird. Es werden wohl neue Methoden hinzukommen, aber beginnen wird man stets mit den alten.

Eine jetzt vorübergegangene Periode der Neurologie kennzeichnet sich dadurch, daß fast jeder Forscher nach Reflexen suchte. Wir haben hiervon jedenfalls den Vorteil gehabt, daß wohl alle Möglichkeiten erschöpft sind, wenigstens was die bequem sich der Untersuchung darbietenden Eigenreflexe betrifft. Man kannte damals noch nicht die Größe des Unterschiedes zwischen Eigenreflex und Fremdreflex und so beklopfte man jede Sehne und jeden Knochenvorsprung, strich über die verschiedensten Hautgebiete, ohne irgendwelche systematische Vorstellung zu haben. Das Vorgehen war ein rein empirisches.

Das dauerhafte Ergebnis dieser Bemühungen ist die Erkenntnis, daß die klinisch übliche Prüfung der Reflexe eine hohe Vollkommenheit besitzt und daß es jedenfalls sehr schwer fällt, einen neuen praktisch brauchbaren Reflex zu finden. Es hat sich schließlich keiner von den neu beschriebenen Reflexen völlig eingeführt. Sie sind Kuriosa geblieben, selbst wenn sie sich mit bekannten Namen verbanden.

Wenn ich auch nicht die klinische Prüfung der Eigenreflexe bespreche, so muß ich doch auseinandersetzen, in welcher Beziehung diese zu der physiologischen Auslösung der Eigenreflexe steht.

Muskeln, an denen wir klinisch beim Normalen ohne weiteres die Eigenreflexe finden, sind:

1. Quadrizeps = Patellarreflex.

2. Gastroknemius-Soleus = Achillessehnenreflex.

3. Biceps brachii = Bizepssehnenreflex = Vorderarmperiostreflex.

4. Triceps brachii = Trizepssehnenreflex = umgekehrter Vorderarmperiostreflex.

5. Fingerbeuger = Reflex beim Schlag auf ihre Sehnen.
6. Masseter = Masseterreflex.

Über die unter 1 und 2 genannten ist kein Wort zu verlieren, hingegen wird es vielen als sehr eigenwillig erscheinen, wenn ich den Bizepssehnenreflex mit dem Vorderarmperiostreflex identifiziere und der umgekehrte Vorderarmperiostreflex wird vollends Erstaunen erregen. Man kann sich aber gerade in diesem Falle die verschiedene Auslösung der Eigenreflexe sehr gut klar machen. Der physiologische Reiz für die Auslösung der Eigenreflexe besteht

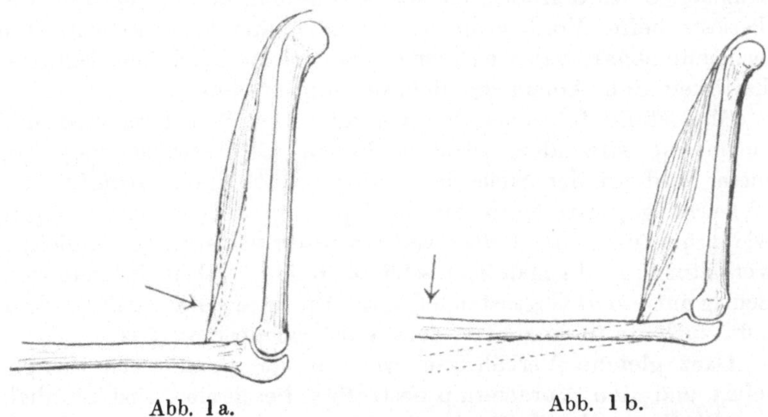

Abb. 1a.   Abb. 1b.

Abb. 1a und b. Bei Auslösung des Bizepsreflexes und des „Vorderarmperiostreflexes" kommt es beidemal zu einer Zerrung des Muskels in der Längsrichtung. Punktiert die Lage des Muskels nach der Wirkung des Schlages.

in einer Zerrung des Muskels in der Längsrichtung, ohne diese kommt es überhaupt nicht zum Reflex. Sie kann nun in sehr verschiedener Art erfolgen. Einmal durch Schlag auf die Sehne, wie in Abb. 1a oder durch Schlag auf den Unterarm wie in Abb. 1b. In beiden Fällen wird der Muskel plötzlich gedehnt und der Reflexreiz tritt ein. Es ist nun zu beweisen, daß einmal der Schlag auf die Sehne in Abb. 1a bedeutungslos ist und daß es andererseits beim Vorderarmperiostreflex gar nicht auf das Periost ankommt. Die Bedeutungslosigkeit der Reizung der Sehne geht schon daraus hervor, daß man selbst durch stärkste elektrische Reizung der Sehne nie einen Reflex hervorrufen kann. Nun könnte man einwenden, daß elektrische Reizung wohl manchmal versage, wo adäquate Reizung zum Ziele führt. Dies ist unzweifelhaft richtig, aber welches soll die adäquate Reizung der Sehne sein? Zusammendrücken in der Querrichtung? Davon kann keine Rede sein, der Versuch ergibt, daß immer nur dann ein Reflex eintritt, wenn der Muskel in der Längsrichtung gezerrt wird, die zahlreichen Versuche von Sternberg gipfeln in diesem Resultate. Reizung der Sehne durch Kneifen hat, wie man sich ohne weiteres überzeugen kann, nicht den geringsten Effekt.

Wenn ich hierin noch mit den meisten Neurologen übereinstimme, so werden viele mir nicht zugeben, daß die Reizung des Periosts beim Vorderarmperiostreflex nichts bedeuten soll. Ich behaupte sogar, daß die Reizung des Periosts durch ihre Schmerzhaftigkeit den Ablauf des Reflexes nur erschwert.

Man stelle folgenden Versuch an. Der Vorderarm wird mit einem gut sitzenden, ziemlich dicken Gipsverbande umgeben, dieser wird an der Stelle des Schlages noch extra verstärkt und vielleicht gepolstert, so daß die Vp. vom Schlage selbst so gut wie nichts fühlt, der Reflex wird eintreten wie unter gewöhnlichen Verhältnissen. Ja man kann schließlich so vorgehen, daß man den Schlag auf einen Gegenstand, den die Vp. in der Hand hält, wirken läßt, auch dann kommt es zum Vorderarmperiostreflex.

Ganz gleiche Verhältnisse, wie ich sie hier für den Bizepsreflex und den Vorderarmperiostreflex beschreibe, sind kürzlich von W. Weigeldt[1]) für den Achillessehnenreflex und den durch Schlag auf die Fußsohle zu erzielenden Reflex, der von einigen Autoren als ein neuer Reflex beschrieben wurde, geschildert worden. Weigeldt wies nach, daß das Auftreten und Fehlen der beiden Reflexe stets parallel geht, daß die Reflexzeit beider gleich ist. Es ist eben in beiden Fällen der gleiche Reflex. Ich stehe nicht an, auf Grund meiner physiologischen Versuche für Bizepssehnenreflex und Vorderarmperiostreflex das gleiche zu behaupten.

Man muß mich hier recht verstehen. Wenn ich auf den Radius schlage und es kommt zu einer geringen Exkursion des Armes im Ellenbogengelenk, so lehrt uns die Gelenkmechanik, daß diese Bewegung nicht isoliert bleibt. Es kommt selbstverständlich auch zu einer Bewegung im Schultergelenk, ja wenn der Schwerpunkt des Armes sich verschiebt, so verschiebt sich auch der des Gesamtkörpers, also es bleibt theoretisch kein einziges Gelenk gänzlich

---

[1]) W. Weigeldt, Dtsch. Zeitschr. f. Nervenheilk. **71**, S. 178. 1921.

unberührt. Schlage ich auf die Bizepssehne, so ist die Verschiebung eine etwas andere. Es wird also der Reflex nicht in beiden Fällen völlig der gleiche sein, aber die Differenz ist nur eine ganz unbedeutende. Im Prinzip erscheint mir obige Behauptung richtig.

Es kann eingeworfen werden, daß alle diese Versuche wohl erweisen, daß die Zerrung im Bizeps beim Vorderarmperiostreflex eintritt und daß sicher auch ein Reflex vom Muskel zustande kommt, daß aber keineswegs erwiesen ist, daß nicht auch vom Periost aus ein solcher zustande komme. Diese reflektorische Wirkung muß aber gegenüber der von mir angenommenen jedenfalls sehr unbedeutend sein. Sobald man den Unterarm auf eine feste Unterlage legt, ist der Reflex nur noch schwer auszulösen und wenn man den Arm auf eine genau passende Gipsunterlage legt, so daß man gewiß ist, daß der Schlag auf den Unterarm keine Bewegung im Ellenbogengelenk mehr hervorruft, so verschwindet er.

Erstaunlich ist an dieser Erklärung auf den ersten Blick folgendes: Durch den Schlag des Hammers wird der Unterarm am distalen Radiusende höchstens um einige Millimeter bewegt. Oft wird die Hand der Vp. während der Untersuchung vom Arzte gestützt und die Bewegung fällt noch geringer aus. Nun haben wir einen langen Hebelarm. Nehmen wir die Länge des Vorderarms vom Drehpunkt des Ellenbogengelenks bis zum Handgelenk auf 25 cm an und die Distanz des Ansatzes des Bizeps von demselben auf 5 cm, so vermindert sich diese minimale Bewegung noch auf $^1/_5$. Es kommt so vielleicht eine Zerrung des Bizeps in der Längsrichtung um $^2/_{10}$ mm heraus. Ist diese minimale Bewegung überhaupt imstande einen Reflex auszulösen? Nach unserem heutigen Wissen kann daran kein Zweifel sein. Es wird bei Gelegenheit der Besprechung der Vibrationsversuche und der Schwellenmessung erwiesen werden können, daß die Empfindlichkeit der Apparate für Spannungsänderung eine ganz außerordentliche ist. Es ist aus den Versuchen von v. Frey bekannt, daß der Kraftsinn, der uns also die Spannung unserer Muskeln mitteilt, die höchste Unterschiedsempfindlichkeit von allen Sinnen hat (200). Selbst wenn man nicht annimmt, daß die rezeptorischen Organe des Kraftsinnes und der Eigenreflexe die gleichen sind, ist doch damit eine Analogie geschaffen, aus der wir entnehmen können, daß kein Grund vorhanden ist, eine so hohe Empfindlichkeit der rezeptorischen Organe anzuzweifeln.

Die für den Vorderarmperiostreflex gegebene Erklärung wird nun durch folgenden Versuch weiter gestützt. Wir haben im Trizepssehnenreflex und umgekehrten Vorderarmperiostreflex ein ebenso zusammengehöriges Paar wie im Bizepsreflex und Vorderarmperiostreflex. Der umgekehrte Vorderarmperiostreflex besteht in folgendem: Wenn man die Vp. den Arm erheben läßt, so daß der Oberarm etwa senkrecht steht und der Vorderarm dazu rechtwinklig gebeugt wagerecht über dem Kopf gehalten wird, so kann man durch Schlag auf die Ulna genau entsprechend dem gewöhnlichen einen umgekehrten Vorderarmperiostreflex hervorrufen, der einem Eigenreflex des Trizeps entspricht (siehe Abb. 2). Der Trizepssehnenreflex erzeugt die Zerrung des Muskels in der Längsrichtung durch Schlag auf die Sehne, der umgekehrte Vorderarmperiostreflex durch die Gelenkbewegung,; es sind also genau die analogen Verhältnisse, wie sie eben beschrieben wurden.

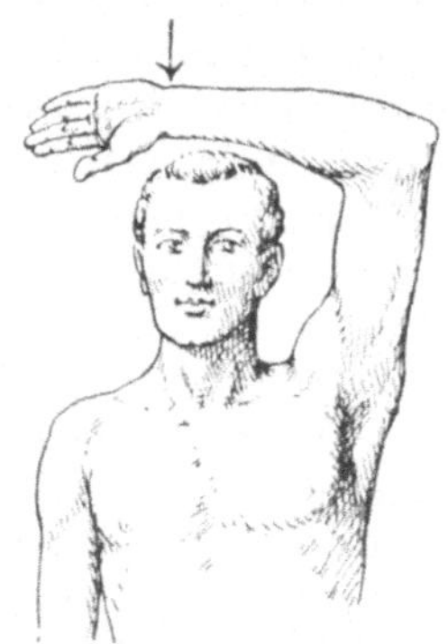

Abb. 2. Haltung der Vp. bei Auslösung des umgekehrten „Vorderarmperiostreflexes" = Trizepsreflex.

Der Masseterreflex gehört nicht zu den ganz gewöhnlichen Methoden, deren sich der Arzt bedient. Wir haben zur Prüfung der Funktion des Gebiets, zu dem er anatomisch gehört, so viel vorzügliche Mittel, daß er nicht besonders wichtig erscheint. Er ist aber ein sehr gut auslösbarer Eigenreflex. Sehr elegant läßt er sich bei geschlossenem Munde mit Hilfe der Aktionsströme nachweisen. Der Masseterreflex ist insofern wichtig, als hier die Zerrung des Muskels in der Längsrichtung sehr einleuchtend ist. Der Hebelarm des Masseters ist sehr viel kürzer als der des Bizeps und hier wird es ohne weiteres klar sein, daß das Wesentliche die Zerrung am Muskel ist. Es muß eben festgehalten werden, daß der Masseterreflex ein Eigenreflex ist, genau wie der Patellarreflex. Hier ist besonders deutlich, wie ungünstig das Wort Sehnenreflex ist, denn hier spielt die Sehne nun wirklich eine ganz untergeordnete Rolle.

Der Reflex der Fingerbeuger beim Schlage auf die Sehnen ist bei erhöhten Reflexen oft auslösbar, es gelingt gelegentlich, ihn auch durch kurze Zerrung an den Fingern oder durch einen

Schlag mit dem Hammer auf die Volarfläche des Daumens auszulösen.

Das Übergreifen der Bewegung beim Schlage, der den Reflex auslöst, auf entferntere Körperteile erscheint mir außerordentlich wichtig. Oft genug ist beschrieben worden, daß gekreuzte Reflexe eintreten, daß die Antagonisten in Tätigkeit treten usw., dies sind Vorgänge, die bei stark gesteigerten Reflexen möglich sind. Man hat sich aber nie gefragt, ob nicht der Ruck, den man zur Erzeugung des Reflexes einem Muskel erteilt, sich auch anderen mitteilt. Wir werden bei der Gesamtübersicht der beschriebenen Reflexerfolge hieraus besonders zurückkommen müssen.

Die Grundlage unserer heutigen Auffassung der Eigenreflexe bildet die Annahme, daß alle unsere Skelettmuskeln Eigenreflexe aufweisen. Es wird gezeigt werden, daß man durch Untersuchung des elektrischen Effektes dies für alle größeren Muskelgruppen der Extremitäten erweisen kann. Wo der Beweis nicht geführt ist, liegt dies an technischen Schwierigkeiten, die in der anatomischen Lage der Muskeln begründet sind. Man muß entweder den Reflex gut auslösen können, und das ist nur möglich, wenn man entweder eine Sehne hat, die man beklopfen kann, oder wenn es eine verhältnismäßig leichte Extremität ist, die eine kurze ruckartige Bewegung durchzuführen vermag, oder es genügt, wie ich zeigen werde, daß der Muskelnerv so liegt, daß man ihn leicht mit einem Induktionsschlag reizen kann. All dies ist bei zahlreichen Muskelgruppen des Rumpfes nicht möglich, und so sind wir hier auf die Analogie angewiesen und können den strikten Beweis nicht antreten. Wenn wir im Verlauf unserer Betrachtungen sehen werden, wie eng die Tätigkeit des Eigenreflexes mit der Muskelaktion verwoben ist, so werden wir zugeben müssen, daß die Wahrscheinlichkeit, daß alle Muskeln Eigenreflexe haben, so groß ist, daß sie der Sicherheit gleichkommt.

Wenn dies festgestellt ist, so brauchen wir hier nicht mehr die Tabelle der beschriebenen und möglichen Sehnenreflexe, die Sternberg z. B. gibt, zu wiederholen. Wir können aus den anatomischen Verhältnissen der Muskeln und Gelenke entnehmen, ob wir erwarten können, daß hier ein Sehnenreflex eintritt oder nicht. Überall da, wo eine ruckartige Zerrung eines Muskels in der Längsrichtung erfolgen kann, ist ein Eigenreflex zu erwarten, sobald nur die Reflexerregbarkeit des Zentrums eine genügend große ist.

Eine sehr wichtige Frage ist nun, ob wir neben den Eigenreflexen auch noch eine weitere Art von Reflexen unterscheiden müssen, also Knochen-, Gelenk-, Periost-, Faszien- und Muskelreflexe. Schon Sternberg hat in einer meiner Ansicht nach völlig zutreffenden Weise nachgewiesen, daß es Gelenk-, Periost-, Faszien-, Muskelreflexe nicht gibt, sondern daß diese sich immer auf wirkliche Eigenreflexe reduzieren lassen. Er hält aber fest an der Existenz der Knochenreflexe. Ich muß noch weiter gehen als er und erklären, daß meines Erachtens auch die Knochenreflexe Eigenreflexe sind, daß nur die Erschütterung vom Knochen auf den Muskel übertragen wird. Der von Sternberg in seiner Monographie[1]) S. 46 beschriebene Versuch scheint diese Ansicht zwar ohne weiteres zu widerlegen. Aber man bedenke, wie wenig solch ein einzelner Versuch aussagt. Es ist z. B. ohne weiteres möglich, daß durch das Beklopfen des Knochens ein Fremdreflex ausgelöst worden ist, wie er natürlich bei jeder sehr schmerzhaften Reizung eintreten kann. Ich zweifle nicht, daß man durch Reizung des Periostes des Knochenmarkes und überhaupt der schmerzempfindlichen Teile einen Reflex hervorrufen kann, aber es ist keineswegs erwiesen, daß es sich um eine Reflexform handelt, die der der Eigenreflexe analog ist, die also eine sehr kurze Reflexzeit, dieselben Bahnungsverhältnisse, das Fehlen der Summation zeigt, die diese Reflexe auszeichnet. Ich glaube, daß Sternberg irrt, wenn er annimmt, auch von den Knochen aus könne ein wirklicher Eigenreflex eintreten. Beim Menschen spielen nun derartige Knochenreflexe, wie sie Sternberg am Kaninchen und an Katzen erzeugte, ganz gewiß keine Rolle. Sehen wir uns die Zusammenstellung der Knochen-Gelenk-, Periost- usw. Reflexe an, die dieser Autor in mustergültiger Weise bringt, so werden wir sofort erkennen, daß bei allen diesen die Übertragung der Bewegung oder zum mindesten Erschütterung auf den Muskel bzw. die Sehne das Wesentliche ist.

Die (nicht vollständige) Zusammenstellung der beschriebenen Reflexe ist äußerst instruktiv. Es ist eben von den fast bei jedem Menschen auszulösenden Reflexen bis zu denen, die nur bei intensiver Steigerung derselben nachweisbar sind, eine ganz fließende Reihe. Und wir müssen immer im Auge behalten, daß die Empfindlichkeit der rezeptorischen Organe eine außerordentliche ist. Wir halten es für selbstverständlich, daß unser Drucksinn uns das

---

[1]) Die Sehnenreflexe. Leipzig und Wien. 1893.

Reflexogener Bezirk	Gewöhnlich sich kontrahierende Muskeln	Seltener sich kontrahierende Muskeln	Erklärung nach meiner Anschauung
Spina ant. sup. ossis ilei.	Tensor fasciae latae	Gesamte Oberschenkelmuskulatur	Erschütterung des Beckens, entsprechende Zerrung dieser Muskeln
Crista ossis ilei	Desgl.	Desgl.	Desgl.
Condylus externus femoris	Quadrizeps	Adduktoren Gastroknemius	Bewegung des Femur zum Becken
Capitulum fibulae	Bizeps	Adduktoren	Desgl.
Condylus internus tibiae et femoris	Adduktoren auch der anderen Seite	Quadrizeps	Die kurze Zerrung an den Adduktoren ist klar, durch das Becken wird die Bewegung auf die andere Seite übertragen, daher „gekreuzter" Sehnenreflex
Vordere Fläche der Tibia	Quadrizeps	Gastroknemius Adduktoren Tensor fasciae latae	Erschütterung, die sich auf den Muskel fortpflanzt und die bei sehr hoher Reflexerregbarkeit genügt, den Reflex auszulösen
Vorderseite des Sprunggelenks ohne Rücksicht auf die Extensorensehnen	Gastroknemius	Quadrizeps Tensor fasciae latae	Daß hierbei alle möglichen Zerrungen eintreten, ist ersichtlich
Plantarfläche der großen Zehe, Höhlung der Fußsohle, Zehenballen	Gastroknemius		Nach unserer Auffassung ohne weiteres klar. Siehe die Versuche von Weigeldt.

Reflexogener Bezirk	Gewöhnlich sich kontrahierende Muskeln	Seltener sich kontrahierende Muskeln	Erklärung nach meiner Anschauung
Köpfchen des Metatarsus digiti V	Abductor digiti V	Peronei	Eine Zerrung dieser Muskeln ist leicht verständlich
Innerer Rand der großen Zehe	Tibialis anticus		Die Erschütterung nah dem Muskelansatz
Köpfchen des Metatarsus digiti V	Abductor digiti V	Peronei	Desgl. Wenn richtige Schlagrichtung, typische Zerrung am Muskel
Dorsalfläche der Metatarsi	Zehenbeuger		Es handelt sich vielleicht gar nicht um einen E.-R.
Bauch des Gastroknemius	Semimembranosus Semitendinosus, Biceps femoris		Zerrung am Ansatz dieser ist ersichtlich durch die Deformation der Weichteile. Je stärker diese, um so leichter ist der Reflex auslösbar.
Bauch des Tibialis anticus	Gastroknemius, Biceps femoris	Quadriceps Tensor fasciale latae	Entspricht der Erschütterung der Tibia
Lateraler Teil des Zehenballens, Weichteile des lateralen Fußrandes	Tibialis posticus	Peronei	Daß die mm Peronei hierdurch gereizt werden, kann nicht zweifelhaft sein
Metakarpi am Handrücken	Flexores et extensores digitorum		Wohin sich die Erschütterung der Hand ausbreitet, ist gar nicht hiermit begrenzt; man kann bei richtiger Haltung auch einen Reflex im Bizeps und Pektoralis sowieDeltoideus erzielen!!

Reflexogener Bezirk	Gewöhnlich sich kontrahierende Muskeln	Seltener sich kontrahierende Muskeln	Erklärung nach meiner Anschauung
Epicondylus internus et externus humeri	Biceps, Triceps, volare Vorderarmmuskeln	Pectoralis major, Deltoideus	Hier finden wir die ganze Reihe der Muskeln angegeben
Olecranon	Biceps, Triceps	Deltoideus, Pectoralis major, Latissimus dorsi, Schultermuskeln, sämtliche Muskeln der Extremität!	Einen besseren Beweis für die Richtigkeit unserer Ansichten als dieseAufzählung gibt es nicht.

Fallen eines Milligramm-Gewichtes auf unsere Haut anzeigt. Nun ist unser Kraftsinn zweifellos mindestens ebenso empfindlich. Die Ausschläge der Spannungsdifferenzen, auf die er reagiert, sind außerordentlich klein, und, was sehr wichtig ist, wir sind gewöhnlich so eingestellt, daß wir die Empfindungen des Kraftsinnes durchaus nur im „Unterbewußtsein" ausnutzen. In unserer Muskulatur haben wir stets eine verschwenderische Fülle von Kraftsinnesempfindungen, von denen wir uns doch nicht im mindesten Rechenschaft geben. Wenn also die rezeptorischen Organe für die Eigenreflexe unserer Patienten bei der Untersuchung gereizt werden, so merkt der Patient fast nichts davon. Das, was ihm auffällt, ist der reflektorische Erfolg einerseits und der Hautreiz andererseits.

So ist es für uns eigentlich sehr schwer zu sagen, wie weit durch die Erschütterung, die durch den Schlag, der appliziert wird, eintritt, Muskeln in der Umgegend gereizt werden können. Es kann gar keinem Zweifel unterliegen, daß diese Beeinflussung sehr weit gehen kann. Jede Bewegung, die der freistehende Körper ausführt, verschiebt notgedrungen seinen Schwerpunkt und es ist ja Sache unserer Muskeln, ständig diese Verschiebung auszugleichen. Also kann eigentlich von einer strengen Begrenzung einer Bewegung gar nicht die Rede sein. Strümpell hat durch die Bezeichnung „myostatische Tätigkeit" dieser Funktion einen Namen gegeben. Ob es sich hierbei wirklich um ein isoliertes

System handelt, oder ob die Innervation der Muskeln in allen Fällen vom gleichen Zentrum aus geschieht, kann hier nicht besprochen werden. Die Störungen des myostatischen Systems sind ja sehr auffällige, und es kann keinem Zweifel unterliegen, daß hier auch bestimmte Funktionen bestimmt lokalisiert sind.

Genau das gleiche wie bei den aktiven Bewegungen finden wir nun natürlich auch bei den passiven. Wenn also ein Eigenreflex eine ganze Extremität ergreift, wenn je nach dem Grade der Reflexsteigerung eine immer größere Zahl von Muskeln auf den Reiz reagieren, so ist dies bei unserer Vorstellung sehr leicht verständlich. Jede andere muß mit Knochen- und Faszienreflexen, mit Gelenkreflexen operieren, jeder neue Muskel, der sich bei einem Patienten kontrahiert, ist wieder ein Novum. Stellen wir uns auf den Boden der geschilderten Ansicht, so haben wir sofort eine Übersicht. Irgendwelche Zuckungen, die auftreten, werden uns nicht verleiten, einen „Neuen Reflex" zu erfinden. Die Sinnlosigkeit der entstehenden Reaktionen ist sofort erklärt, macht einem System Platz, und wir können uns bei den verschiedenen Reaktionen etwas denken. Von besonderer Wichtigkeit sind für uns die Phänomene, die als gekreuzte Eigenreflexe beschreiben sind, so der Adduktorenreflex. Der gekreuzte Adduktorenreflex besteht darin, daß bei einem Schlage auf die Patellarsehne sich die Adduktoren der anderen Seite kontrahieren. Nun ist es ersichtlich, daß die Übertragung des einseitigen Adduktorenreflexes auf die andere Seite leicht eintreten kann.

Ich lasse den Patienten die Beine spreizen (Patient muß sitzen) und schlage kräftig mit dem Reflexhammer auf einen Cond. medialis femoris. Es tritt ohne weiteres der gleichseitige Adduktorenreflex ein. Nun ist die Bewegung des Femor beim Auslösen natürlich stets mit einer des Beckens verbunden. Es findet also auch eine Zerrung der gekreuzten Adduktoren statt. Ist der Reflex sehr stark gesteigert, so kann man sich leicht vorstellen, daß selbst ein kräftiger Schlag auf die Patellarsehne genügt, um den gekreuzten Reflex hervorzurufen, ohne daß wir annehmen müssen, daß wirklich der Reflex von der einen auf die andere Seite hinübergeleitet worden ist. Ich halte es für sicher, daß die Eigenreflexe sich darin gerade besonders vor den Fremdreflexen auszeichnen, daß sie streng lokalisiert sind. Sie gehen weder auf die andere Seite hinüber, noch überhaupt zu einer nicht synergischen Muskelgruppe. Wenn eine solche Ausbreitung erfolgt, so halte ich sie für rein mechanisch übertragen. Auf diese mechanische Übertragung ist bisher sehr wenig Rücksicht genommen worden.

Es ist natürlich eine mißliche Sache, zu behaupten, die wirkliche Ausbreitung eines Reflexes käme nicht vor. Unsere wissenschaftliche Erfahrung ist begrenzt, und es ist sehr wohl möglich, daß diese Regel schließlich doch durchbrochen wird. Aber es muß streng festgehalten werden, daß dazu das Beschreiben eines Falles nicht genügt. Irrtümer sind bei der Untersuchung von Reflexen offenbar auch sehr gewandten Autoren vorgekommen [1].

Die Beobachtung des Reflexerfolges geschieht in der Klinik in sehr einfacher Weise. Entweder legt man die Hand auf den Muskel und fühlt die Zuckung oder man beobachtet die Bewegung der Extremität. Eine solche Untersuchung erweist sich in fast allen Fällen als ganz ausreichend. Man will ja meist nur konstatieren, ob der Reflex vorhanden ist oder nicht. Ein in seiner Größe wesentlich veränderter Reflex wird so der Beachtung auch nicht entgehen. In die Klinik hat die graphische Registrierung der Eigenreflexbewegungen wenig Eingang gefunden, und auch ihre physiologische Anwendung ist ziemlich beschränkt.

Man kann diese Untersuchungsmethoden in zwei Arten trennen, die je nach dem Ziel, das man sich setzt, angewandt werden müssen, bzw. nicht angewandt werden können. Die einen schreiben die Bewegung der Extremität, die anderen die Verdickung des Muskels. Wünscht man die Höhe der Reflexe zu vergleichen, so nimmt man die erste Art. Wie z. B. Warren und Bowditch [2], R. Sommer [3], Weiler [4]. Will man die Reflexzeit messen, so schreibt man die Muskelverdickung. Die erstgenannten Verfahren sind deshalb hier ganz ungeeignet, weil die Trägheit der bewegten Glieder viel zu groß ist. Die letzteren ergeben gute Resultate, wie die Ergebnisse von Jendrássik erweisen. Warren und Bowditch und J. Pfahl lassen den Unterschenkel wagrecht schwingen und schalten dadurch die Schwere aus.

B. Elektrische Methoden.

Neben der Untersuchung des mechanischen Effektes der Reflexe hat in der letzten Zeit die Registrierung der elektrischen

---

[1] Siehe Lewandowski, Handb. d. Neurol. I, S. 599. Berlin 1909.
[2] Journ. of physiol. 11, 25. 1890.
[3] Psychopathologische Untersuchungsmethoden.
[4] Zeitschr. f. d. ges. Neurol. u. Psychiatr., **Orig.** 1, 1909. 1913.

Erscheinungen eine erhebliche Rolle gespielt. Man würde aber ganz Unrichtiges behaupten, wenn man sagte, die Untersuchung der Aktionsströme sei der der Kontraktion überlegen. In einem Falle ist die eine Methode, im anderen die andere besser. Zum vollen Verständnis sind beide nötig, und so hat die elektrische Untersuchung eine Reihe sehr wertvoller Ergebnisse gebracht.

Worin liegt die Besonderheit der Untersuchung des elektrischen Effektes?

1. Die mechanische Bewegung aller Muskeln wird dadurch beherrscht, daß diese, sowie die bewegten Glieder eine gewisse Trägheit besitzen; wenn die Erregung beginnt, beginnt noch nicht die Kontraktion. Überall dort, wo man also Latenzzeiten mißt, ist die elektrische Methode die der Wahl.

2. Ist die Muskelgruppe, in der der Reflex vor sich geht, kontrahiert, so wird der Reflex gar nicht deutlich. Die mechanische Leistung kommt physiologisch durch einen Tetanus zustande, d. h. durch eine lange Folge einzelner Elementarerregungen. Wir sehen in der Bewegung nur das Abbild einer Summe von solchen über eine gewisse Zeitspanne (mindestens $^1/_{10}$ Sekunde). Der Reflex besteht oft aus einer Einzelerregung, wie sie im willkürlichen Tetanus vielleicht über 100 in der Sekunde über den Muskel laufen. Ist eine einzelne Erregung verändert, so erkennt man das wohl in der Aktionsstromkurve, aber keineswegs in der mechanischen. Man kann also mit dieser Methode den Reflex auch während vorhandener Kontraktion der Muskeln untersuchen.

Dies ist, wie sich zeigen wird, für das Verständnis der Eigenreflexe von der allergrößten Wichtigkeit, denn ich habe schon erwähnt, daß nach unserer jetzigen Vorstellung die Eigenreflexe nur einen Teilvorgang darstellen, der im wirklich physiologischen Falle mit der Kontraktion des Muskels verbunden ist.

3. Mechanische Zuckungen, die sehr schnell aufeinander folgen, verschmelzen miteinander zum stetigen Tetanus. Wenn ich mir also eine Reihe von Reflexen denke, die in meinem Gastroknemius in der Frequenz von 50 in der Sekunde entsteht, so ist diese mechanisch unmöglich zu erkennen, mit der elektrischen Methode kann man sie leicht darstellen.

Diese Möglichkeiten stellen die Überlegenheit der Methode dar, auch die Nachteile werden nicht verschwiegen werden.

Die Besonderheiten der Reflexuntersuchung mit Hilfe der Aktionsströme basieren durchaus auf den Eigenheiten der Elektrizitätserzeugung
durch die Muskeln. Das Verständnis dieser ist unbedingt nötig. Obgleich
alle physiologischen Lehrbücher diese Dinge ausführlich behandeln, sei es
hier nochmals auseinandergesetzt.

Man nehme einen parallelfaserigen Muskel an, wie z. B. den Sartorius
des Frosches und reize ihn nahe einem Ende mit einem Induktionsschlage.
Es entsteht dann an der Reizelektrode mit unmeßbar kurzer Latenz eine

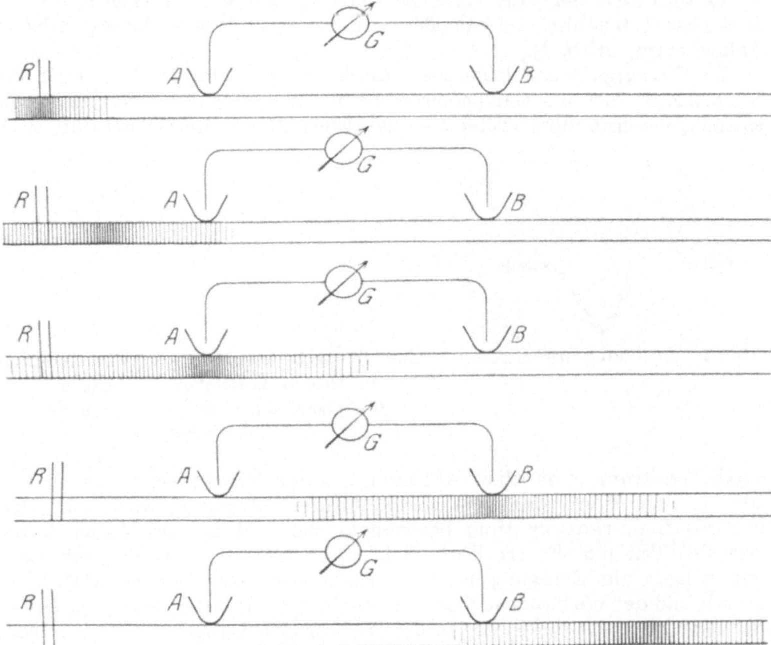

Abb. 3. Schema des Ablaufes einer Erregungswelle über die Muskelfasern.
R = Reizstelle, G = Galvanometer.

Erregung, die sich über die Faser nach beiden Seiten hin ausbreitet. An dem
Ende R (Abb. 3) kommt die Erregung auf ihrem Lauf sofort an das Faserende
und muß dort erlöschen. (Reflexionen oder ähnliches kommen nicht vor.)
Nach dem Ende B hin kann sie sich wellenartig ausbreiten. Wie kann man
nun diese Ausbreitung nachweisen und im Experimente verfolgen? Legen
wir zwei Elektroden an den Muskel, so wird die Erregungswelle zuerst die
eine A erreichen, während die Faser unter der anderen B noch unerregt ist.
Nun lautet die Regel für die Aktionsströme der Muskeln, daß eine erregte
Stelle sich negativ verhält gegenüber einer unerregten.

Also kommt es im Ableitungskreise zu einem Strom, der nach A hinfließt. Dieser Zustand dauert aber nur sehr kurze Zeit, denn die Erregungswelle läuft mit einer Geschwindigkeit von mehreren Metern in der Sekunde weiter und hat bald auch die zweite Elektrode erreicht[1]). Wenn der Muskel an beiden Elektroden erregt ist, so sind beide elektrisch gleichartig und es fließt infolgedessen kein Strom. Dann kommt ein Moment, in dem B noch erregt ist, während A schon wieder im Ruhezustand ist, der Strom kehrt sich um. Endlich ist die Erregung außerhalb beider Elektroden und es fließt wiederum kein Strom im Galvanometer.

Es wird also bei jeder einzelnen Reizung ein Strom entstehen, der aus zwei Phasen besteht, die einander entgegengesetzt sind (doppelphasischer Aktionsstrom, Abb. 4).

Im Tierexperiment kann man durch einen einfachen Kunstgriff den Stromablauf, der im Galvanometer beim Auftreten einer Erregungswelle entsteht, vereinfachen. Tötet man das Ende B der Muskelfasern ab, z. B.

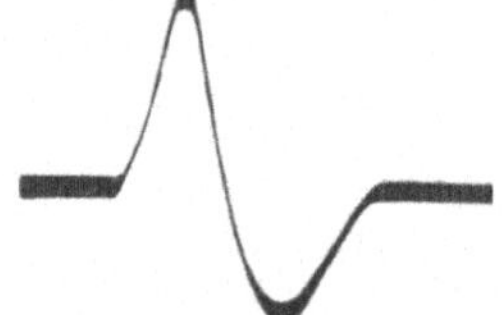

Abb. 4. Diphasischer Strom.

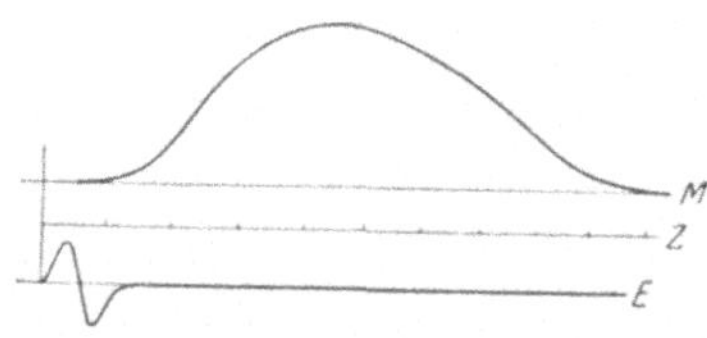

Abb. 5. Kontraktion und Aktionsstrom in ihrem zeitlichen Verhältnis.

M = Mechanogramm, Z = $^1/_{100}$ Sekunde, E = Elektrogramm.

durch Vergiftung mit einer KCl-Lösung, oder Eintauchen in Wasser von 70°, so tritt von vornherein ein dauernder Strom im Kreise auf, den man als Demarkationsstrom bezeichnet, wenn B am abgetöteten A am normalen Teil der Fasern liegt. Reizt man nun, wie vordem geschildert, und es läuft die Erregung unter der Elektrode vorbei, so wird auch diese negativ und der vorhandene Strom verschwindet für diesen Moment (negative Schwankung). An der Stelle, an der das normale Gewebe in das abgetötete übergeht, erlischt die Erregung ohne weitere Wirkung. An Stelle von zwei entgegengesetzt gerichteten Phasen haben wir unter diesen Bedingungen nur einen negativen Stromstoß in einer Richtung (sog. monophasischer Strom). Diese Vereinfachung kann experimentell von großem Werte sein. Da die Experimente über Eigenreflexe ganz wesentlich am Menschen angestellt sind, so kommt dies Vorgehen für uns sehr wenig in Betracht, es sei hier nur der Vollständigkeit wegen erwähnt.

---

[1]) Die wirkliche Geschwindigkeit der Erregungswelle im menschlichen Muskel zu bestimmen ist sehr schwierig, da wir keinen einigermaßen parallelfaserigen Muskel anatomisch so gelagert haben, daß wir ihn untersuchen könnten. Hermann und Piper, die sich mit dieser Frage beschäftigten, haben einen Wert von ca. 10 m/Sek. für wahrscheinlich erklärt. Siehe Piper, Elektrophysiol. menschl. Muskeln, Berlin, Springer 1912.

Weiter ist, wie schon kurz erwähnt wurde, von besonderer Wichtigkeit die schon erwähnte Eigenschaft des elektrischen Effektes, daß er sehr viel kürzer dauert als der mechanische und daß eine Summation desselben nicht eintritt (s. Abb. 5). Während die elektrische Wirkung eines Muskels (Frosch) etwas länger als $^{1}/_{100}$ Sekunde dauert, dauert die mechanische $^{1}/_{10}$ Sekunde (beim Menschen liegen die Dinge völlig analog). Aus der elektrischen Kurve kann man die Tätigkeit der Innervation wirklich analysieren, aus der mechanischen ist dies nur auf Umwegen und unzureichend möglich. Man betrachte Abb. 6. Hier wird eine tetanische Kontraktion des Froschsartorius zugleich mit dem elektrischen Effekt geschrieben. Der letztere zeigt, daß es sich um einen Tetanus handelt, der aus vier Einzelerregungen zusammengesetzt ist.

Die direkte Muskelreizung hat nun für die uns speziell interessierenden Probleme keine Bedeutung. Es wird bei allen natürlichen Innervationen

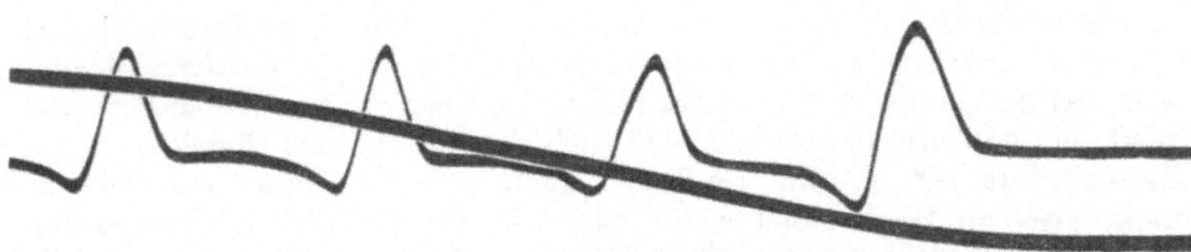

Abb. 6. Aktionsstrom und Kontraktionskurve des Froschsartorius (bei 5 Grad) von rechts nach links zu lesen. Oben Zeit in $^{1}/_{100}$ Sek. Darunter Galvanometerkurve, die 4 Einzelerregungen anzeigt, unten die Kontraktionskurve, die von der oszillatorischen Tätigkeit keine Andeutung gibt.

und Reflexen dem Muskel der Reiz durch den Nerven zugeleitet (sog. indirekte Reizung).

Sind bei den menschlichen Muskeln die gleichen Verhältnisse gültig? Ja, eine Übertragung der Resultate ist wohl möglich, aber man muß genau wissen, welche Schwierigkeiten auftreten. Es wäre alles sehr einfach, wenn die zu untersuchenden Muskeln parallelfaserig wären, und die Nervenendigungen so verteilt lägen, daß sie sich einmal an einer Stelle des Muskels zusammendrängten und ferner an jeder Faser nur eine Nervenendigung läge. Beides ist nicht der Fall. Die synergischen Muskelgruppen des Menschen sind sehr unregelmäßig gefiedert und überhaupt sehr kompliziert gebaut. Die Verteilung der Nervenenden ist ganz unregelmäßig; sie ist sehr schwer festzustellen, denn so große Muskeln wie die menschlichen sind zur Untersuchung mit den notwendigen Methoden wenig geeignet. Ferner ist es als eine Regel anzusehen, daß jede Muskelfaser zwei motorische Endplatten hat, die von zwei verschiedenen Segmenten des Rückenmarks innerviert werden. Anscheinend also eine ganz hoffnungslose Komplikation, die auf den ersten Blick die Möglichkeit der Untersuchung aufhebt.

Das Experiment löst aber alle diese Schwierigkeiten und zeigt, daß man bei Einhaltung gewisser Kautelen sehr wohl gute Resultate erhalten kann. Wenn auch die Nervenenden sehr unregelmäßig verteilt sind, so haben sie doch, wenn man jede von gleichem Gewichte annähme, gewissermaßen einen Schwerpunkt, und dieser liegt ungefähr in der Mitte des Muskels. Denken wir uns die Erregungen von diesem Schwerpunkte aus nach den beiden Enden des Muskels laufen, so bekommen wir wenigstens annähernd ein Bild. Der Versuch erweist nämlich, daß bei Reizung des Muskelnerven mit einem Induktionsschlage und entsprechender Lage der Ableitungselektroden immer ganz typische Bilder des Aktionsstromes entstehen, die zwar von Individuum zu Individuum variieren, aber bei ein und derselben Person immer ganz gleich bleiben. Auch sind die individuellen Schwankungen nie so groß, daß die Stromformen nicht einigermaßen ähnlich blieben. Ich weiß also genau, wie der Aktionsstrom aussieht, der bei der Vp. X entsteht, wenn ich den N. femoralis mit einem Induktionsschlage reize und die Ableitungselektroden unmittelbar proximal der Kniescheibe und auf die Mitte des Quadrizeps auflege. Habe ich nun von dieser Person eine Kurve, so kann ich daraus wiederum entnehmen, ob eine einzige Erregungswelle oder deren mehrere über den Muskel gelaufen sind. Wenn ich sehe, wie dies später beschrieben werden wird, daß der Aktionsstrom eines Muskels, den ich durch indirekte Reizung mit einem Induktionsschlag erziele, durchaus gleich ist dem, der bei einem durch kurze, ruckartige Zerrung ausgelösten Reflex sich zeigt, so ist damit erwiesen 1. daß auch der Reflex eine Einzelerregung des Muskels darstellt, 2. daß der Reflex auch vom Nerven auf den Muskel in ganz derselben Weise übergeleitet wird wie eine künstlich im Nerven durch elektrischen Reiz hervorgerufene Erregung. Auf diese Weise ist es möglich, von den Aktionsstromkurven auf die Tätigkeit der Muskeln und Nerven zu schließen. Es ist also praktisch die oben geschilderte angenommene Komplikation gar nicht vorhanden; man kann sich schließlich denken, daß an Stelle der gefiederten Muskelgruppe ein parallelfaseriger Muskel läge, nur muß man die Ableitung so anbringen, daß möglichst nur ein zweiphasischer Aktionsstrom auftritt. Dies ist nun in den meisten Fällen dadurch leicht zu erreichen, daß man die Ableitung nicht von der Mitte des Muskels und von einem Ende vornimmt, sondern daß man zwischen den Elektroden nur ein kleines Stück des Muskels faßt, so daß beide ganz nahe beieinander liegen. Z. B. zur Ableitung der Ströme des Quadrizeps legt man die Elektrode unmittelbar proximal der Patella und kaum handbreit proximal davon die zweite. Bei Ableitung der Ströme der Wadenmuskeln legt man die distale Elektrode unmittelbar über den Fuß um das Sprunggelenk, die proximale auf die Trennungslinie des distalen und mittleren Drittels der Wade.

Es werden durch dies Vorgehen natürlich die abzuleitenden Ströme verhältnismäßig schwächer, aber wir leiden in diesen Untersuchungen nicht Mangel an Stärke der Ströme. Die Ströme menschlicher Muskeln und vollends die reflektorisch hervorgerufenen, sind für das Einthovensche Instrument mit der größten Leichtigkeit anzuzeigen. Sie sind viel stärker als die Ströme des Herzens. Es hat also gar keine Bedeutung, wenn man die Stärke der Ströme auf einen Bruchteil herabsetzt, wenn man nur dadurch erreicht, daß die entstehenden Stromkurven einfache sind. Man könnte ebenso, wie es eben für den distalen Teil des Muskels beschrieben wurde, auch den proximalen desselben zwischen die Elektroden nehmen und die Ableitung der Ströme des Gastroknemius so durchführen, daß man eine Elektrode in die Kniekehle, die andere unmittelbar darunter, in möglichst geringem

Abstand legte. Dann würde man einen doppelphasischen Strom erhalten, dessen beide Phasen umgekehrt gerichtet sind wie im erstbeschriebenen Falle, weil die Erregungswelle, die die Elektroden beeinflußt, nicht von oben nach unten, sondern von unten nach oben läuft.

Es sind die hier nur gestreiften Verhältnisse von Piper [1]) an den Unterarmmuskeln genau geprüft worden. Für uns ist das Wichtige, daß es möglich ist, die am Froschmuskel gewonnenen Ergebnisse auf die gefiederten menschlichen Muskeln zu übertragen, und aus den Aktionsstromkurven auf die im Muskel ablaufenden Vorgänge zu schließen.

Dies wird an einem praktischen Beispiele leicht deutlich werden. Lasse ich auf den N. medianus des Menschen Induktionsströme passender Stärke wirken, so geraten die von diesem versorgten Muskeln in Kontraktion. Ich kann aus dieser nicht ohne weiteres entnehmen, wieviel Erregungswellen über den Muskel gelaufen sind. Um einen stetigen Tetanus hervorzurufen, genügen beim Menschen sicherlich 40 Erregungen in der Sekunde. Angenommen, ich führe die Reizung mit 150 Induktionsschlägen in der Sekunde durch. Beantwortet der Muskel diese sämtlich mit je einer Erregungswelle? Aus der Aktionsstromkurve kann ich das mit Leichtigkeit entnehmen. Diese zeigt nämlich 150 doppelphasische Schwingungen in der Sekunde. Es ist also faktisch die Zahl der Erregungswellen eben so groß wie die Zahl der Reize. Der Muskel folgt den Reizungen vollständig. Man kann nun den Versuch anstellen und feststellen, ob es für den Muskel eine Maximalfrequenz gibt, über die hinaus er den Reizen nicht mehr folgt. Treibt man die Frequenz der Reizungen in die Höhe, so sieht man, daß bis zu 200 Sekunden alles gleich bleibt. Gehe ich aber bis auf 300 hinauf, so werden die bis dahin gleichmäßigen Schwingungen unregelmäßig, und wenn ich 300 wesentlich überschreite, so zeigen sich nicht mehr so viel Oszillationen in den Kurven, wie Reize auf den Nerven gewirkt haben [2]). Jetzt ist die Maximalfrequenz des menschlichen Muskels erreicht.

Dies so gewonnene Rohergebnis kann man nun theoretisch auswerten. Es sind drei verschiedene Gewebe, deren Maximalfrequenz wir bestimmt haben. 1. Der motorische Nerv. 2. Die Nervmuskelendigung. 3. Der Muskel selbst. Wir wissen aus Versuchen an herausgeschnittenen Nerven von Tieren, die ebenfalls auf ihre Aktionsströme untersucht wurden, daß der Nerv des Warmblüters eine Frequenz von 300 mit Leichtigkeit erträgt. Es kann nicht zweifelhaft sein, daß es nicht an ihm liegt, wenn der Muskel dieser nicht folgt. Anders steht es schon mit der Muskelnervenendigung. Die Erregung verbraucht beim Durchtritt durch dieselbe merklich Zeit, hier handelt es sich um ein Gebilde, das

---

[1]) Piper, a. a. O.

[2]) P. Hoffmann, Arch. f. Physiol. 1909, S. 430. R. Höber, Pflügers Arch. f. d. ges. Physiol. 177, 309, 1919, der erstere mit dem Einthovenschen Galvanometer, der letztere mit dem Telephonverstärker und Telephon, Resultate völlig gleich.

offenbar in geringerem Maße leitungsfähig ist. Es kann also sowohl an der Nervmuskelendigung wie am Muskel liegen, wenn mehr als 300 Reize nicht beantwortet werden. Welches von beiden Gebilden das entscheidende ist, ist bisher beim Menschen nicht beantwortet, die weitaus größte Wahrscheinlichkeit spricht dafür, daß beide etwa die gleiche Maximalfrequenz haben, also gewissermaßen aufeinander eingestellt sind. Es ist nun von Bedeutung, daß es für die Tätigkeit des Muskels ganz gleichgültig ist, ob man ihn mit Strömen von einer Frequenz von 400 oder mehr reizt. Die Erregungsform bleibt die gleiche, wie wir aus den Aktionsströmen entnehmen können. Man nennt diesen hochfrequenten Rhythmus, in dem der Muskel unter solchen Bedingungen arbeitet, seinen Eigenrhythmus [1]). Man muß hierunter nicht einen fest bestimmten gleichmäßigen Rhythmus verstehen. Nur unter besonderen Bedingungen ist die Schwingungszahl des Eigenrhythmus wirklich genau feststellbar. Es ist ein hochfrequenter Rhythmus, der immer auftritt, wenn dem Muskel oder allgemein dem erregbaren Gebilde mehr Erregungen zugeleitet werden, als es einzeln zu beantworten vermag. Für unsere Zwecke kommen so hochfrequente Erregungen nicht in Betracht. Für uns reicht der Bezirk bis zu 200 in der Sekunde aus. In dieser Zone können wir mit voller Sicherheit annehmen, daß der Muskel jeden Reiz, der ihm zugeleitet wird, durch eine Erregung beantwortet.

Genau wie wir eben von der Tätigkeit der drei Elemente Muskel, Nerv, Nervmuskelplatte auf Muskel und Nervenendigung geschlossen haben, kann man umgekehrt vom Muskel Rückschlüsse auf die anderen Organe machen. Angenommen wir lesen aus einer Kurve heraus, daß der Muskel 100 Erregungen in der Sekunde macht, so wissen wir, daß diese nicht im Muskel selbst entstanden sein können, denn der Eigenrhythmus des Muskels liegt viel höher. Sie müssen ihm also vom Nerven her zugeleitet sein. Auch der Nerv kann die 100 Erregungen nicht produziert haben. Sein Eigenrhythmus liegt noch wesentlich höher als der des Muskels. Also müssen die 100 Erregungen aus dem Rückenmarke gekommen sein. Es tritt sofort die Frage an uns heran, wie hoch der Eigenrhythmus des Rückenmarks ist, ob dieses vielleicht 100 Erregungen in der Sekunde auszusenden besonders befähigt ist, und diese Frequenz

---

[1]) S. Garten, Abh. d. K. sächs. Ges. d. Wiss., math.-physikal. Klasse **26**, 332. 1901.

bevorzugt. Wir werden in den folgenden Ausführungen sehen, daß dies auch nicht der Fall ist, so daß wir im vorliegenden Falle annehmen können, daß auch dem Rückenmark diese Frequenz wiederum zugeleitet sein muß.

Wenn wir nun in unserem Falle wissen, daß wir den sensiblen Muskelnerven der untersuchten Muskelgruppe mit einer Frequenz von 100 gereizt haben, so ist erwiesen, daß die Erregungen von dieser Frequenz durch das Rückenmark hindurchgelaufen sind und dies also nicht in seinem Eigenrhythmus gearbeitet hat, sondern durchaus in einem aufgezwungenen. Wir können auf diese Weise dem Rückenmark vorschreiben, in welcher Frequenz es Erregungen aussenden soll. Diese Andeutungen mögen genügen, um zu zeigen, wie viel man gegebenenfalls aus einer Aktionsstromkurve herauslesen kann an einer Stelle, wo die mechanische Schreibung einen stetigen Tetanus verzeichnen würde, aus dem auf den Innervationsrhythmus nicht geschlossen werden könnte.

Es ist durchaus notwendig, neben den Vorteilen der Untersuchung der reflektorischen Aktionsströme auch die Nachteile derselben gegenüber der Untersuchung der Kontraktionen zu erwähnen. Vor allem sagt die Stärke der ableitbaren Ströme sehr wenig aus. Unkontrollierbare Nebenschließungen können bewirken, daß die abgeleiteten Ströme sehr viel schwächer sind als die entstehenden. Von einer Person zur anderen wechseln die Verhältnisse so, daß man die Größe der Ströme immer nur relativ verwenden kann. Einen gesteigerten Patellarreflex aus der Stärke seines Aktionsstromes zu erkennen, ist gar nicht möglich. Die Aktionsstromuntersuchung gibt uns zwar auch ein gutes Mittel an die Hand, die Steigerung der Reflexe nachzuweisen, es bezieht sich dies aber nicht auf die Größe der Ströme, sondern auf die Möglichkeit der Repetition. Um eine Vorstellung von der Größe des Reflexausschlages zu gewinnen, werden wir immer am besten zu der mechanischen Schreibung greifen.

Die immerhin ziemlich komplizierte Methodik erfordert besondere Übung und die Apparatur ist in den heutigen Zeiten sehr teuer. Sie kam und kommt noch auf ca. 2000 Goldmark. Die Ausgaben für elektrische Energie, photographisches Papier sind nicht unbeträchtlich, heute kann sogar der Entwickler schon merklich werden. Es ist nicht unwichtig zu erwähnen, daß die Energiemenge, die der Muskel zur Erzeugung seiner Aktionsströme verwendet, eine außerordentlich geringe ist. Sie beträgt noch nicht den $1/10000$ Teil der vom Muskel aufgewandten Gesamtenergie [1]).

Die Verbindung des Aktionsstroms mit der Zuckung ist eine ganz feste, wo ein Aktionsstrom meßbar ist, ist auch eine Zuckung vorhanden, allerdings kann sie sehr klein sein. Aktionsstrom ohne Zuckung gibt es beim Muskel nicht [2]). Natürlich ist mit dem Aktionsstrome des Nerven keinerlei mechani-

---

[1]) A. V. Hill, Proc. physiol. soc. London 1921.

[2]) W. Einthoven und F. W. N. Hugenholtz, Arch. néerland. de physiol. 5, 174. 1921. W. A. C. Arbeiter, daselbst S. 158.

sche Bewegung verbunden. Es sind von verschiedenen Autoren Aktionsströme ohne Zuckung in Muskeln beschrieben worden und ihr Auftreten wäre zweifellos von großem theoretischen Interesse. Doch hat sich stets gezeigt, daß es nur an der Art der Registrierung gelegen hat, daß die Zuckungen nicht deutlich wurden. Unsere Registriervorrichtung für die elektrischen Effekte ist so außerordentlich viel empfindlicher wie die für die mechanischen, daß oft das Mikroskop knapp noch eine Zuckung im Muskel zeigt, wenn das Saitengalvanometer noch große Ausschläge zu demonstrieren gestattet.

Instrumentarium der elektrophysiologischen Methodik für die spezielle Reflexuntersuchung.

Das registrierende Instrument wird unter heutigen Umständen das Einthovensche Saitengalvanometer sein. Über das Prinzip dieses Instruments habe ich hier nicht zu reden. Von Bedeutung ist, daß man ein gutes Modell des Instruments hat. Mit allen sog. „kleinen Modellen" hat man fast nur Ärger. Ein fest zusammengestellter Elektrokardiograph ist nicht brauchbar, man muß das Instrumentarium nach seinen Wünschen zusammenstellen können. Die Empfindlichkeit des Instruments darf bei den Versuchen geringer sein, wie bei der Aufnahme des Elektrokardiogrammes, dagegen muß die Schwingungszahl höher sein. Man muß also den Faden stärker spannen. Versilberte Quarzfäden zu nehmen ist durchaus wünschenswert, doch kommt man für viele Versuche auch mit Platinfäden durch. Diese haben den Vorzug, daß sie stets in guter Qualität zu haben sind, Widerstand ca. 3000 Ohm. Wenn man versucht, die Fäden selbst herzustellen, so muß man sich auf großen Zeitverlust gefaßt machen.

Die Optik des Galvanometers ist ebenfalls von Einthoven mustergültig ausgearbeitet worden [1]). Als Projektionslampe nimmt man eine kleine selbstregulierende Bogenlampe, in einem Gehäuse, wie es Zeiß anfertigt. Der Raum, in dem das Galvanometer steht, sei nicht zu klein, man muß bequem einen Kranken liegend hineintragen können.

Der Registrierer kann ganz verschieden sein. Zu den meisten Versuchen empfiehlt sich ein solcher mit Bromsilber-Papierstreifen. So kann man wenigstens eine Länge von 50 cm aufnehmen. Wird eine lange Rolle abgespult, und ist man in der Länge der Aufnahmen nicht beschränkt, kann also direkt mehrere Aufnahmen hintereinander machen ohne Wechseln des Papiers, so ist das sehr bequem. Bei Neuanschaffung würde ich trotz der hohen Kosten zu einem solchen Apparate raten. Notwendig ist unbedingt, daß man sehr verschiedene Papiergeschwindigkeiten einstellen kann. 1 cm/Sek. bis 50 cm/Sek. Plattenregistrierer sind nur bei schnellem Gang nötig, man wird diese bei Messungen der Reflexzeit schätzbar finden.

Besondere Aufmerksamkeit erfordert die Ableitung der Ströme. Bei Tierversuchen wird es meist gelingen, die Wollfäden der unpolarisierbaren Elektroden um den Muskel zu schlingen.

Ist der Muskel klein, so kann die grobe Form der üblichen Tonstiefelelektroden stören. Man kann sich dann so helfen, daß man amalgamierte Zinkstäbe in mit heißer Zinksulfatlösung angemachte Gelatinelösung taucht

---

[1]) W. Einthoven, Pflügers Arch. f. d. ges. Physiol. **130**, 287. 1909.

und den Überzug erkalten läßt. Man hat dann sehr kompendiöse Elektroden, an die man mit Ringerlösung getränkte Fäden anknüpfen kann.

Zur Ableitung der Ströme vom Menschen habe ich folgende Methoden verwendet.

1. Die von Einthoven angegebenen Bindenelektroden. Diese sind sehr empfehlenswert, da sie niedrigen Widerstand haben und der Vp. eine freie Bewegung gestatten, ohne daß sie sich stärker verschieben. Gerade dies ist für unsere Versuche von entscheidender Bedeutung.

Diese Bindenelektroden bestehen darin, daß man eine in starker (ca. $20^0/_0$) Kochsalzlösung getränkte Kambrik- oder Flanellbinde in einigen Touren um das zu untersuchende Glied legt. Darüber kommen 5 - 10 Touren eines etwa 1 mm starken Eisendrahts, darüber wieder einige Bindentouren, um alles zu befestigen. Nun tritt aber eine Schwierigkeit der elektrischen Untersuchung gerade bei der Anwendung der Bindenelektroden sehr zutage. Das ist nämlich die Unmöglichkeit, die Ableitung der Ströme auf eine Muskelgruppe zu beschränken. Es ist ersichtlich, daß diese Binden ebensogut von den Antagonisten ableiten. Wenn man aber glaubt, durch Anwendung anderer besser lokalisierter Elektroden dieser Schwierigkeit zu entgehen, so irrt man. Die Muskulatur der Extremitäten ist ein verhältnismäßig guter Leiter. Man erhält auch, wenn man von zwei eng lokalisierten Stellen der Wade ableitet, die Ströme der Fußbeuger mit hinein, wie man sich sehr leicht überzeugen kann. Eine völlige Ausschaltung dieser ist ganz unmöglich, und hierin liegt zweifellos ein Nachteil der elektrischen Methode. Immerhin kommt in der überwiegenden Zahl der Fälle, wie wir sehen werden, die Tätigkeit der Antagonisten nicht störend hinein, so daß für die meisten Fälle die Bindenelektroden die empfehlenswerten sind. Sie sind frei von Polarisationserscheinungen, offenbar wegen ihrer verhältnismäßig sehr großen Fläche. Die gewöhnlichen Werte des Körperwiderstandes der Vp. betragen 5000—10000 Ohm.

2. Wünscht man die Ableitung strenger zu lokalisieren, so muß man zu einem Prinzip zurückgreifen, das Piper in seinen Trichterelektroden verwandte. Diese selbst in ihrer Originalform zu nehmen empfiehlt sich nicht, da sie nur verwendet werden können, wenn sich die Vp. völlig in Ruhe befindet. Sobald diese sich bewegt, fangen sie an zu wackeln; es entstehen dadurch Ungleichheiten im Stromkreis, es kommt zu Ausschlägen des Galvanometers, die nicht immer leicht zu deuten sind. Auch ist der Widerstand derselben ein recht hoher. Aber man kann das Prinzip leicht modifizieren. Man löst Gelatine in konzentrierter Zinksulfatlösung, bis man eine dickflüssige klebrige Lösung hat. Mit dieser klebt man Zinkplatten von passender Größe, die nach dem Körperteil gebogen sein können, auf die vorher mit Äther entfettete Haut. Nach dem Erkalten der Gelatine kleben sie ziemlich fest, und wenn exzessive Bewegungen vermieden werden, lösen sie sich nicht ab, noch verschieben sie sich. Man wird auf diese Weise notgedrungen immer verfahren, wenn von Hals oder Rumpf abgeleitet werden soll.

Diese Plattenelektroden zeigen stets Polarisationserscheinungen. Da wir in unseren Versuchen aber fast immer auf einen Vergleich von Stromkurven hinauskommen, so liegt hierin noch kein Einwand gegen die Brauchbarkeit. Sehen wir z. B., daß kurz nacheinander zwei Ströme auftreten, die in der Konfiguration völlig gleich sind, so können wir annehmen, daß die Erregungen, die im Muskel abgelaufen sind, zum mindesten sehr ähnlicher Art waren. An und für sich interessieren uns ja die Ströme wenig, die Probleme, die uns hier beschäftigen, verwenden diese nur als Indikator. Ich halte es daher auch nicht für geboten, auf die Ursache der Aktionsströme einzugehen. Wir können ruhig gestehen, daß wir sie noch nicht kennen.

In gewissen Fällen kann es von Interesse sein, die mechanische und elektrische Leistung gleichzeitig zu registrieren. Eine derartige Versuchsanordnung ist schon deshalb wesentlich schwieriger verwendbar, weil dann die Vp. einen festen Platz haben muß und sich nicht mehr frei bewegen kann, was ja die elektrische Methodik so erleichtert. Zur Übertragung kann man natürlich sowohl Hebel verwenden, wie pneumatische Kapseln.

Die der vorliegenden Schrift zugrunde liegenden Versuche sind überwiegend ohne Registrierung des mechanischen Erfolges gemacht worden. Von großer Bedeutung ist die mechanische Übertragung der Sehnenbewegung auf den Registrierer bei der Feststellung der Reflexzeit.

Die Reflexzeit kann einmal auf rein elektrischem Wege gemessen werden, wie ich später zeigen werde, aber man kann auch als Auslösung den Schlag auf die Sehne benutzen und den elektrischen Effekt als Indikator für die Muskelaktion verwenden. Dies letztere hat große Vorzüge, die Übertragung arbeitet ohne Verzögerung, denn das Einthovensche Galvanometer hat nur eine ganz verschwindende Latenz[1]). Nimmt man die mechanische Wirkung als Indikator, so muß man die Verdickung des Muskels schreiben. Die Versuche von Jendrássik beweisen, daß man auf diese Weise zu guten Resultaten kommen kann. Heute ist die elektrische Methode die Methode der Wahl. Mit dieser kommen wir über alle Schwierigkeiten hinweg, an denen die früheren Untersucher scheiterten.

Es muß hier besprochen werden, wie man zweckmäßig den Moment des Schlages auf die Sehne registriert.

Da bei der elektrischen Untersuchung nur die photographische Registrierung in Betracht kommen kann, müssen wir also im Momente der Reizung einen Gegenstand vor dem Spalte des Registrierers sich bewegen lassen. Ich habe in meinen Versuchen folgenden Weg eingeschlagen und er hat sich mir sehr gut bewährt[2]). Auf die Sehne der Vp. kommt ein Hebel, der mit dem anderen Arm vor dem Spalte des Registrierers schreibt. Auf den Hebel erfolgt der Schlag, der den Reflex auslöst; so wird die Bewegung der Sehne in diesem Momente direkt registriert. Je nachdem man den Achillessehnenreflex oder den Patellarreflex wählt, ist es ein gerader oder ein Winkelhebel (s. Abb. 7 und 8). Die Methode hat den Nachteil, daß die Vp. vor dem Registrierer sitzen muß, also eventuell auf einem Tisch erhöht, nicht in ganz bequemer Lage, so daß man so wohl einen Gesunden, aber keineswegs einen Kranken untersuchen kann. Deshalb hat F. A. Hoffmann in seinen Untersuchungen die elektrische Übertragung des Momentes des Schlages

---

[1]) Den Aktionsstrom zum Zwecke der Zeitmessung hat zuerst Bernstein verwandt. Zentralbl. für die med. Wiss. 1866, S. 597 (Rheotomversuche).

[2]) P. Hoffmann, Arch. f. Physiol. 1910, S. 223.

gewählt. Auf die Sehne kommt ein Kupferblech, auf das mit einem Metallhammer geschlagen wird, so daß im Momente des Schlages Kontakt entsteht. Als elektrisches Signal dient ein kleines Modell des Saitengalvanometers, wie es Einthoven zu diesem Zwecke empfohlen hat. Die Latenz dieser Signale ist bei guter Ausführung so gering, daß sie gegenüber den anderen Fehlern nicht in Betracht kommt. Besondere Mühe macht die genaue Feststellung des Beginnes des Stromes im Muskel. Die Kurve des Aktionsstromes hebt sich flach von der Abszisse ab. Es sind deshalb auch dieser

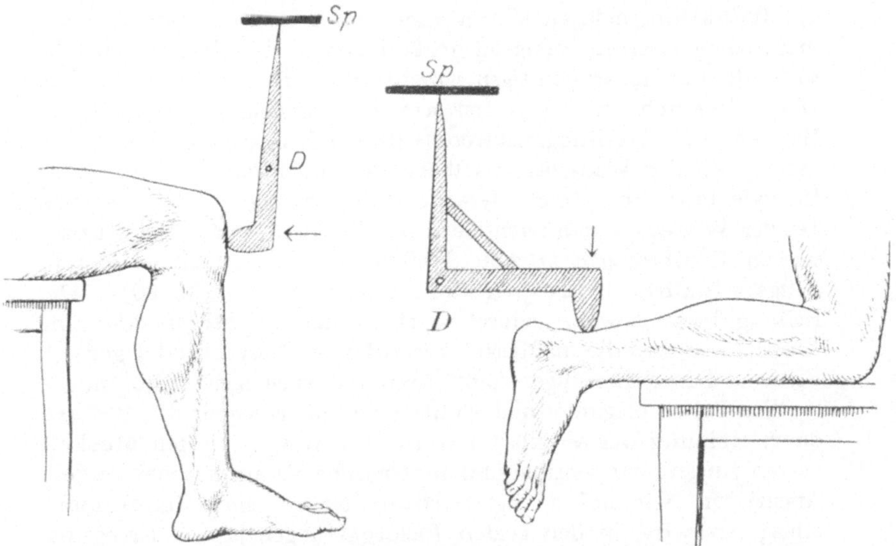

Abb. 7 und 8. Markierung des Schlagmomentes und Schreibung der Bewegung der Sehne in diesem Falle bei Messung der Reflexzeit des Patellar(Abb. 7) und Achillessehnenreflexes (Abb. 8). Auf der Sehne liegt der eine Ast eines zweiarmigen Hebels, dessen anderer seinen Schatten auf den Spalt des Registrierers wirft. (Die Kurve Abb. 15 ist auf diese Weise erhalten, man sieht in ihr den Schatten der Hebelspitze (bei Sp.).

Methode Grenzen gesetzt, die allerdings immerhin wesentlich weiter sind als die der mechanischen Registrierung. Diese letztere bietet schon in den Hundertsteln Schwierigkeiten, während bei der eben beschriebenen die Grenze bei $^1/_{1000}$ Sekunde liegt.

Bei der Registrierung der Aktionsströme zum Zwecke der Messung der Reflexzeit muß man schnellen Gang der Registrierapparate verwenden und man kann den Schlag auf die Sehne dann nicht mehr aus der Hand führen. Wenn man z. B. auf Platten von 10 cm Länge den Vorgang aufnehmen will, so wird eine solche in $^1/_{20}$ Sekunde vorbeilaufen, es ist also nicht möglich, den richtigen Moment zu treffen. Man verwendet deshalb Schlagapparate, die vom Registrierer ausgelöst werden. Es ist selbstverständlich, daß man die verschiedensten Arten solcher Schlaghebel erfinden kann. Bisher hat jeder Untersucher seinen eigenen gebaut.

C. Besondere Hilfsmethoden, die erlauben, wichtige Eigenschaften der Eigenreflexe festzustellen.

a) Die Auslösung der Eigenreflexe durch Induktionsschläge [1]).

Es wurde schon erwähnt, daß man durch Reizung der Sehne mit Induktionsschlägen keinen Eigenreflex auslösen kann. Reizt man dagegen einen genügend großen Bezirk des Muskels kräftig, so erhält man unter günstigen Umständen sehr wohl einen Reflex. Dieser Versuch ist am besten am Gastroknemius auszuführen. Man lege die Ableitungselektroden in die Kniekehle und auf den oberen Teil der Wade (es ist selbstverständlich nur die elektrische Methode brauchbar), die differente Reizelektrode auf den unteren Teil der Wade, die indifferente auf die Fußsohle. Man erhält unter solchen Bedingungen prompte Reflexe, wenn man durch gleichzeitige willkürliche Erregung die Reflexe bahnt (s. S. 60). Die Reizung kann sowohl dadurch wirken, daß die Nervenenden im Muskel, wie daß die im Muskel verlaufenden Nervenbündel gereizt werden. Diese Reizungen kann man natürlich nicht trennen.

Wesentlich eleganter und wichtiger ist die Erregung der Reflexe durch Reizung der sensiblen Fasern des Nerven. In den Muskelnerven finden wir sensible und motorische Fasern nebeneinander. Applizieren wir auf den gemischten Nerven einen Induktionsschlag, so wird in den beiden Fasergattungen je eine Erregung peripherwärts und eine zentralwärts verlaufen. Diejenige, die im motorischen Nerven peripherwärts verläuft, erzeugt eine Muskelzuckung, die, die im motorischen Nerven zentralwärts verläuft, hat keine weitere Wirkung, denn nach dem Gesetz der axipetalen Leitung kann sie nicht in das Rückenmark eindringen. Die Erregung im sensiblen Nerven, die peripherwärts läuft, hat keinen Effekt, die zentralwärts laufende erzeugt einen Eigenreflex.

Betrachten wir in Abb. 9 den Weg, den die Erregungen machen müssen. Die erste Erregung des Muskels erfolgt auf dem Weg R NP. Dies ist eine einfache sog. indirekte Zuckung des Muskels, ich werde sie immer die erste Zuckung A nennen, denn das Wort „Indirekt" könnte in diesem Zusammenhange mißverstanden werden. Als Termini technici gelten in der Physiologie „direkte

---

[1]) P. Hoffmann a. a. O.

Reizung" für Reizung der Muskelsubstanz selbst, „indirekte
Reizung" für Reizung der Nerven.

Die zweite reflektorische Erregung B verfolgt den Weg
R G H V R NP. Sie macht also den Umweg R G H V R, sie muß
um die Leitungszeit auf diesem Umwege verspätet eintreffen.

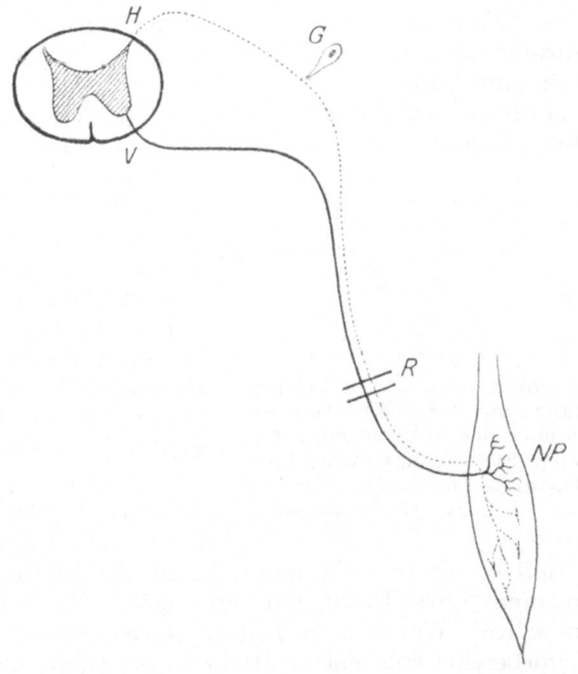

Abb. 9. Schema des Reflexweges bei Reizung des gemischten Nerven. R =
Reizstelle; G = Spinalganglion; H = Hintere Wurzel; V = Vordere Wurzel;
NP = Motorische Nervenenden im Muskel.

Diese Leitungszeit besteht 1. aus der Nervenleitungszeit vom Reizpunkte zum Rückenmark und zurück, 2. aus der Übertragungszeit
im Rückenmark von einem Neuron zum andern. Wir wissen,
daß im Spinalganglion keine Verzögerung eintritt, woraus man geschlossen hat, daß die Erregung die Ganglienzellen gar nicht
passiere.

Wir müssen also theoretisch erwarten, wenn wir die Aktionsströme nach einer derartigen Reizung untersuchen, daß zwei

Erregungen, die einander gleich sind, in ganz festem Abstande
einander folgen. Diese Voraussetzung wird vom Versuch ganz
überraschend bestätigt. Es ist klar, daß der Versuch besonders
eindringlich ausfallen wird, wenn die Leitung R G H V R eine
möglichst lange ist, weil dann der Abstand besonders groß ausfällt.
Wir nehmen also zu unserem Demonstrationsversuche die Fußstrecker, die soweit wie möglich vom Rückenmark entfernt sind,
die Fußmuskeln eignen sich weniger zu solchen Versuchen. Dann
erhalten wir eine Stromkurve, wie sie Abb. 10 zeigt.

Diese Methode der Reizung kann nun bei allen anatomisch
zugänglichen Muskelgruppen verwendet werden. Die Lage der
indifferenten Elektroden
ist natürlich gleichgültig,
sie müssen nur so liegen,
daß sie den Galvanometer-
kreis nicht stören. Ein geringer Reizeinbruch kann
in gewissen Fällen sogar
als erwünscht erscheinen.
Die differenten Elektroden
werden an den bestimmten
Nervenpunkten aufge-
schnallt. Es gehört einige
Übung dazu, den richtigen

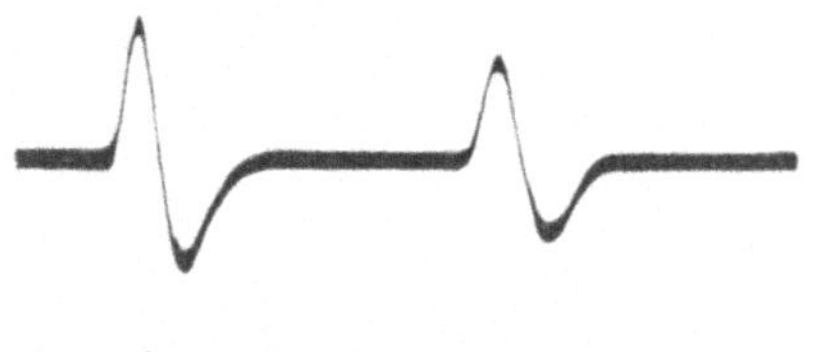

Abb. 10. Stromkurve, die man bei **Reizung**
des N. tibialis von den Fußstreckern erhält. Zwei einander in bestimmtem Abstande folgende Ströme, die einander ähnlich sind. Ordinate 1 mm = 1,5, 1000 Volt
Zeit $^1/_{100}$ Sek., von links nach rechts zu lesen.

Punkt zu finden. Es ist nicht möglich, ihn sogleich zu treffen,
wenn man nicht große Übung hat, eine geübte Vp. findet ihn
am besten selbst. Will man Patienten untersuchen, so müssen
sie darauf vorbereitet sein, daß es etwas länger dauert, und man
wird für möglichste Bequemlichkeit derselben sorgen.

Für die verschiedenen Muskelgruppen, die sich einer bequemen
Untersuchung darbieten, liegen die Reizpunkte folgendermaßen:

1. Peroneusmuskulatur (Fußbeuger): Typischer Punkt am
   Fibulaköpfchen.
2. Tibialismuskulatur (Fußstrecker): Kniekehle nahe der Mittel-
   linie etwas nach außen von dieser.
3. Quadrizeps: Reizpunkt des Nervus femoralis in der Leisten-
   beuge.
4. Medianusmuskulatur: Reizpunkt des Nervus medianus etwas
   proximal von der Ellenbeuge oder in der Nähe der Achselhöhle.

5. Ulnarismuskulatur: Reizpunkt des Ulnaris am Olekranon.
6. Radialismuskulatur: Reizpunkt des Radialis am Oberarm.
7. Biceps-brachialis: Nahe dem vorderen Rande der Achselhöhle.
8. Triceps brachii: etwas distal von der Achselhöhle in der hinteren Achselfalte, schwer isoliert zu erhalten. (Bei vielen Vp. nicht möglich.)

Es ist selbstverständlich, daß die beiden Effekte, die in der Stromkurve auftreten, um so näher aneinander rücken, je kürzer der Umweg ist, den die reflektorische Erregung gegenüber der ersten machen muß. Man erhält nur dann die beiden Effekte völlig getrennt, wenn die Nervenstrecke genügend lang ist (s. hierüber weiteres unter Reflexzeit). Ganz getrennt sind die Effekte nur bei den Wadenmuskeln und den Vorderarmmuskeln. Bei den anderen fallen die beiden Effekte, wenigstens teilweise, zusammen, und dadurch wird das Bild erheblich gestört. Denn es interessiert uns ja gemeinhin der erste Effekt gar nicht, nur der zweite hat für uns Bedeutung. Die erste Zuckung ist ein Nebenprodukt, das gelegentlich ganz angenehm sein kann, das aber nichts über die Funktion des Rückenmarks aussagt, welche uns hier allein angeht.

Es ist nun zweifellos der Einwand möglich, daß die durch Reizung des Nerven erzielte Zuckung wohl reflektorischer Natur ist (daran zu zweifeln ist nicht möglich), aber nicht mit den Sehnenreflexen identisch zu setzen ist. Dieser

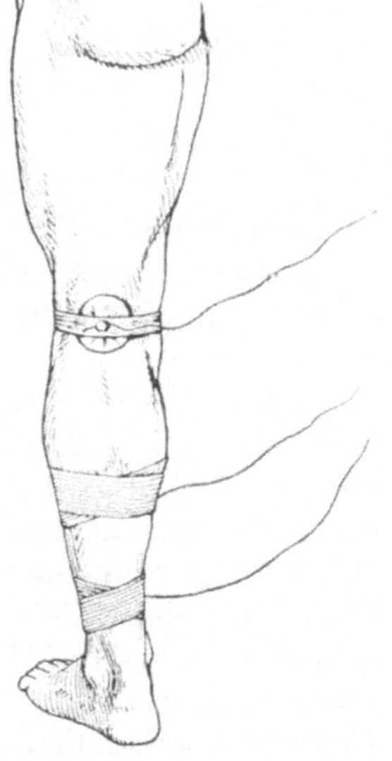

Abb. 11. Lage der Reizelektrode und der Bindenelektrode bei der Auslösung des E—R der Fußstrecker (Achillessehnenreflex) auf elektrischem Wege als Beispiel dieser Methode. In der Kniekehle ist die Reizelektrode festgeschnallt, um die Waden liegen die Bindenelektroden mit der Galvanometerleitung.

Einwand ist nicht schwer zu widerlegen. Sämtliche Eigenschaften der beiden reflektorischen Phänomene sind nämlich gleich. Und da wir einen Reflex doch nur nach seinen Eigenschaften und Wirkungen definieren können, so muß es sich um identische Phänomene handeln. Gleich ist die Reflexzeit, die Abhängigkeit von der Bahnung, die Unermüdbarkeit, das Fehlen der Summation, die Abbildung des Reizes im Effekte, die refraktäre Periode.

Die Methode der Reflexauslösung mit einem Induktionsschlage bietet nun eine Reihe sehr schätzbarer Vorzüge.

1. Kann man Reflexreihen leicht durchführen, was sich als ein sehr wesentliches Hilfsmittel der Untersuchung erweisen wird.
2. Kann man die Reflexe prüfen, während die Vp. Bewegungen macht, die Muskeln spannt, ja während sie frei durch das Zimmer geht.

Ich kann also in jedem Momente den Eigenreflex prüfen, ob er gesteigert, herabgesetzt oder von normaler Stärke ist und muß dabei nicht Rücksicht nehmen auf irgendwelche mechanischen Momente.

Es ist nun in ziemlich einfacher Weise möglich, auch durch mechanische Reizung Reflexreihen hervorzurufen, nämlich indem man den Kunstgriff der Vibration verwendet. Auf meine Veranlassung hat zuerst Preisendörfer [1]) Vibrationsversuche mit Aufnahme der Aktionsströme gemacht. Wenn man z. B. mit der Hand oder dem Fuß auf einen stark vibrierenden Stab drückt, so werden die Muskeln rhythmisch gezerrt, und es ist der Reiz für die Eigenreflexe gegeben. Schon die ersten Versuche Preisendörfers ergaben die Richtigkeit der Annahme. Es entstehen, durchaus entsprechend den Erfolgen bei Reizung mit dem faradischen Strome, Reflexreihen. Man hat den Vorteil, daß die Kurven nicht entstellt werden durch Störungen vom Reizstrom noch durch die durch Reizung des motorischen Nerven auftretenden ersten Zuckungen. Ferner sind solche Versuche auch an Patienten leicht durchführbar. Sie erfordern keinerlei Aufmerksamkeit von seiten der Vp. Irgendwelche Reizung, die schmerzhaft werden könnte, fällt weg. Es eignet sich daher diese Methode zweifellos für die praktische Anwendung in der Klinik.

Preisendörfer hatte für seine Versuche einen Apparat benützt, der durch einen Elektromotor angetrieben wurde. Direkt auf der Achse des Motors von $^1/_6$ PS. saß eine elliptische Scheibe. Auf dieser schleift ein 5 cm breites, 50 cm langes, ca. $^3/_4$ cm dickes Holzbrettchen. Wird der Elektromotor in Gang gesetzt, so gerät das Brettchen in sehr heftige Vibration. Die Vp. legt

---

[1]) F. Preisendörfer, Zeitschr. f. Biol. **70**, S. 505. 1919.

Hand oder Fuß an dieses und die Aktionsströme werden in der beschriebenen Weise abgeleitet.

Preisendörfers Apparat war brauchbar für physiologische Zwecke, wenn genau instruierte Vpp. zur Verfügung stehen und diese verständnisvoll den Versuch unterstützen. Es zeigt sich nämlich, daß der Elektromotor, der sich so nah der Vp. befindet, den Stromkreis des Galvanometers stark beeinflußt. Nur bei großer Vorsicht gelingt es, Störungen zu vermeiden. Für Versuche an

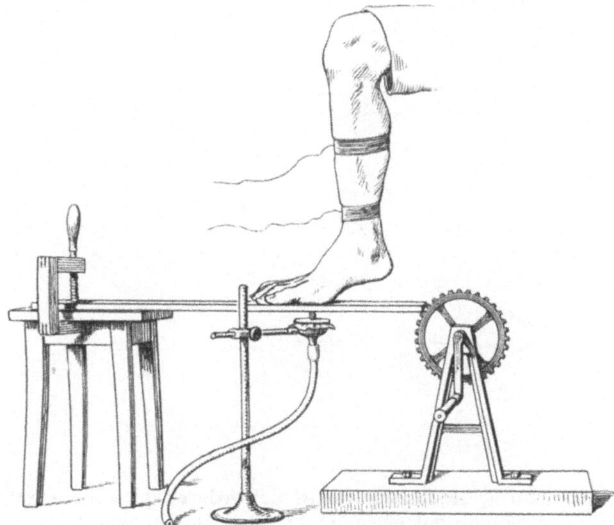

Abb. 12. Vibrationsapparat zur Auslösung von Reflexreihen nach Hansen und Hoffmann.

Patienten ist hiermit eine große Schwierigkeit gegeben. Von mir mit Hansen an der medizinischen Klinik in Heidelberg angestellte Versuche [1]) ergaben, daß, wenn man einen Gehilfen zur Verfügung hat, in sehr einfacher Weise ein Apparat improvisiert werden kann, der noch glattere Resultate ergibt als der von Preisendörfer. Man montiert ein Zahnrad von ca. 50 Zähnen und etwa 20 cm Durchmesser (es kommt auf genaue Maße gar nicht an, jedes einigermaßen passende Zahnrad aus einem Getriebe tut es auch) auf einer soliden Achse und befestigt daran eine Kurbel.

---

[1]) Zeitschr. f. Biol. 74, H. 5/6. 1922.

3*

Auf dem Zahnrad läßt man einen Holzstab schleifen. Bei Drehung der Kurbel kommt dieser in heftige Vibration. Die Hilfsperson ist nicht imstande, die Kurbel ganz gleichmäßig zu drehen. Es wird die Frequenz der Vibrationen ziemlich schwanken. Für manche Versuche mag dies ein Nachteil sein, im allgemeinen stört es aber nicht, vorausgesetzt, daß die Frequenz der Vibrationen zugleich mit den Aktionsströmen registriert wird. In solchem Falle ist es sogar sehr instruktiv zu sehen, wie auf jede Vibration hin eine Erregung im Reflexbogen ausgelöst wird,

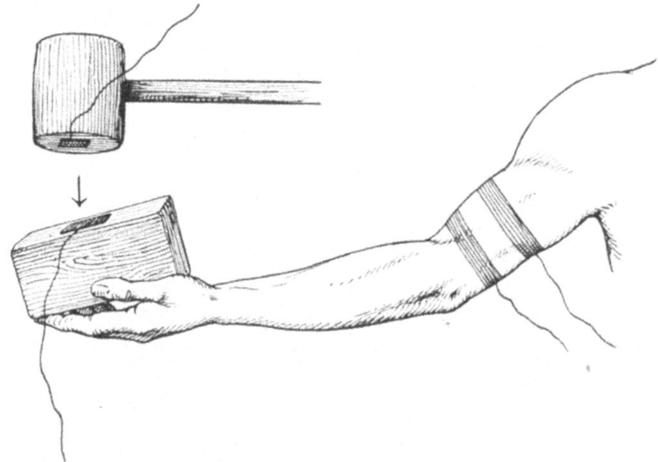

Abb. 13. Auslösung des Bizepsreflexes („Vorderarmperiostreflexes“) durch Schlag auf einen Klotz, den die Vp. hält.
Auf dem Klotz und dem Hammer befinden sich kleine Bleche angebracht, die beim Schlag zusammenstoßen und einen Kontakt ergeben, so daß der Moment des Reizes markiert ist. Abbildung einer so entstehenden Kurve in Abb. 31, S. 89.

ganz gleichgültig, in welcher Frequenz das erfolgt, wenn nur gewisse aber ziemlich weite Grenzen eingehalten werden (s. Abb. 31). Es muß an dem Apparate noch eine Vorrichtung zur Übertragung des Vibrationsrhythmus auf den Registrierer angebracht werden. Preisendörfer ließ durch den vibrierenden Stab einen Kontakt öffnen und schließen. Es erweist sich aber auch schon die Nähe dieses Stromkreises bei der Vp. oft als verhängnisvoll, und so empfehle ich die Übertragung pneumatisch vorzunehmen, wie Hansen und Verfasser das taten. Den vibrierenden Stab berührt eine mit einem Knopf versehene Mareysche Kapsel, diese steht durch einen möglichst wenig elastischen Schlauch mit einer zweiten solchen in Verbindung, die auf ihrer Membran eine Papierfahne trägt, deren Schatten auf den Spalt des Registrierers fällt. Der Vibrator muß ziemlich entfernt vom Galvanometer aufgestellt werden, damit die immerhin doch heftigen Erschütterungen nicht das Galvanometer beeinflussen (s. Abb. 12).

Eine für das Verständnis der physiologischen Bedeutung der Sehnenreflexe besonders wichtige Form der Auslösung besteht in folgendem. Wenn man mit der Hand einen Gegenstand hält und es fällt auf diesen ein Schlag, so entsteht eine Zerrung des Muskels und damit ein Eigenreflex (s. Abb. 13). Für den Trizeps ergibt sich genau dasselbe, wenn man die Hand mit dem Klotz über den Kopf hält. Sehr gut ist der Reflex auch in den Fußstreckern beim

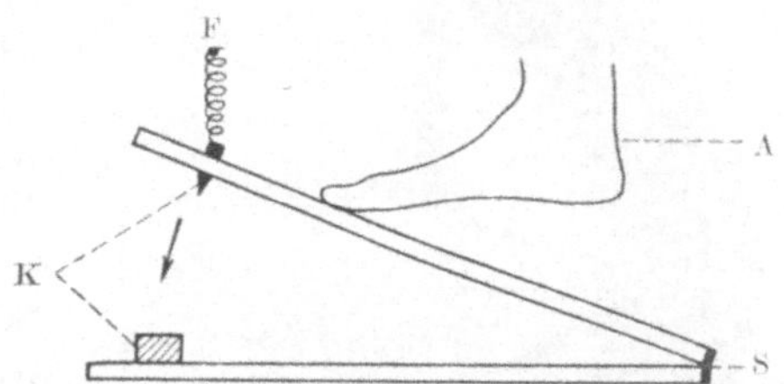

Abb. 14. Apparat, der gestattet das Auftreten von Eigenreflexen beim Auftreten mit dem Fuß festzustellen. F Feder, S Scharnier, K Kontakt, A Fuß der Vp.

Auftreten zu demonstrieren. Man benutzt hierzu am besten die in Abb. 14 dargestellte Vorrichtung. Zwei Brettchen sind durch ein Scharnier verbunden und werden durch eine Feder gespreizt erhalten. Die Vp. tritt auf das obere Brettchen, die Bewegung dieses wird an einer Stelle durch einen Metallklotz aufgehalten. Es ist durch einen Kontakt Sorge getragen, daß der Moment des Anstoßens durch ein Signal angezeigt werden kann.

Sobald beim Heruntertreten die Bewegung des Fußes gehemmt wird, entsteht ein sehr deutlicher Eigenreflex.

II. Die Art des Reflexerfolges in seiner Abhängigkeit von Reiz.

Es ist seit langem bekannt, daß der Eigenreflex eine sehr kurze stoßartige Muskelerregung darstellt, wie man sie durch Reizung des Nerven mit einem Induktionsschlage erhält [1]). Es wäre also nach solchem Ergebnis der Eigenreflex eine Einzel-

---

[1]) Mac William, Zentralbl. f. d. med. Wiss. 1887, S. 657.

erregung des Muskels. Erhärtet wird diese Meinung durch die Untersuchung des Aktionsstroms. Nimmt man den Muskelstrom des Quadrizeps beim Patellarreflex auf, so findet man einen doppel-phasischen Strom (Abb. 15). Diese Vorstellung, die nach den ersten Untersuchungen der Aktionsströme von Reflexen auftauchte, hat sich aber nicht als stichhaltig erwiesen. Das Resultat war zwar ganz richtig, aber nicht vollständig. Schon Dittler und Fahrenkamp wiesen darauf hin, daß beim Fußklonus die einzelnen Stöße tetanischer Natur sein können. Seit wir jetzt eingehendere Vorstellungen von den Eigenreflexen haben, wissen wir, daß es ganz darauf ankommt, wie der Reiz ist, der den Eigenreflex auslöst. Was man von der einen Seite in das Rückenmark schickt, das kommt auf der anderen wieder heraus. Je nach dem Reiz ist der Reflex Einzelzuckung oder tetanisch.

Tue ich den üblichen Schlag auf die Sehne (als besonders wirksam wird ein recht kurzer Schlag empfohlen), so ist die Reizung eine sehr kurze, ganz eng zeitlich begrenzte, es dauert der Ruck an der Sehne weniger als $^1/_{100}$ Sekunde, und dann kommt auch nur eine Einzelzuckung zu stande. Ist der Ruck an der Sehne nicht so plötzlich, ist es eine etwas länger dauernde Zerrung; wie beim Klonus, so ist der Reiz vielleicht auf $^4/_{100}$ Sekunde Dauer verteilt und es tritt demgemäß auch eine tetanische Aktion

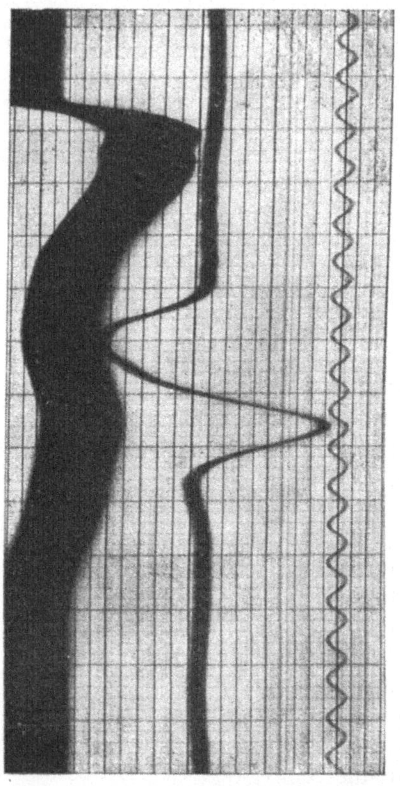

Abb. 15. Aktionsstrom des Quadrizeps beim Patellarreflex. Oben Stimmgabel $^1/_{248}$ Sek. Darunter Aktionsstromkurve. Senkung der Kurve bedeutet Negativität der proximalen Elektrode. Unten Reizmarkierung, wie in Abb. 7, S. 29.

ein[1]).　Hinsichtlich der Dauer ist keine Grenze, was die Ansprechbarkeit des Reflexbogens betrifft.　Nehme ich eine andere Form der Reizung, die ich beliebig fortsetzen kann, wie die Reizung mit Induktionsströmen auf den Nerven, so kann ich einen Tetanus reflektorischer Natur erzielen, so lange ich will.　Also ist das Charakteristische der Eigenreflexe nicht, daß sie Einzelerregungen darstellen, sondern daß es gegebenenfalls Einzelerregungen sein können und daß sie überhaupt ganz vom Reize abhängen.　Sie sind das direkte Abbild des Reizes.　Einen spezifischen charakteristischen Reflexerfolg gibt es eigentlich gar nicht.　Dies erscheint sehr paradox, doch man bedenke folgendes: Nehmen wir einen Reflex mit spezifischem Erfolge zum Vergleich, wie z. B. den Kratzreflex des Hundes (normal oder nach Durchtrennung des Brustmarks), so sehen wir, daß auf jeden Reiz, der das rezeptive Feld des Reflexes trifft, das charakteristische Kratzen eintritt.　Der Reiz mag beschaffen sein wie er will, ich kann mit faradischem Strome von einer Frequenz von 10, 20, 50, 100 und mehr in der Sekunde reizen, immer bleibt der Erfolg der gleiche.　Es entsteht rhythmisches Kratzen[2]).　Beim Eigenreflex ist das anders.　Reize ich zehnmal in der Sekunde, so entstehen zehn Reflexe, reize ich 100mal, 100.

Aus dieser Gegenüberstellung geht die Differenz der beiden Arten von Reaktionen, die wir beide mit dem Namen Reflex belegen, sehr deutlich hervor.　Beim Kratzreflex wird durch den Reiz eine Bewegung hervorgerufen, beim Eigenreflex ist es eine Muskelzuckung oder eine Reihe von solchen.　Daher können wir auch den Erfolg des Kratzeffektes willkürlich nachahmen, den des Eigenreflexes aber nicht; wir können wohl Bewegungen ausführen, aber nicht unsere Muskeln nach Belieben zucken lassen.　Wenn wir den Patellarreflex nachzuahmen versuchen, so kommt zwar eine ähnliche Bewegung der Kniestrecker heraus, aber die Aktionsströme der beiden Vorgänge sind verschieden.

Unsere Bewegungen sind nie auf eine Muskelgruppe beschränkt. Wenn auch die myomotorische Funktion auf eine lokalisiert werden kann, so treten myostatische Erscheinungen doch in sehr vielen Fällen ein, durch jede Bewegung wird der Schwerpunkt unseres

---

[1]) Der Fußklonus besteht keineswegs immer aus Tetanis, er kann auch aus Einzelzuckungen bestehen.

[2]) C. S. Sherrington, the integrative action etc. New York 1906, Ergebnisse der Physiol., 4, 1905, S. 811.

Körpers verschoben, und es muß bei dieser Verschiebung die Haltung entsprechend geändert werden. Dagegen finden wir die Eigenreflexe sehr scharf auf die Muskelgruppe lokalisiert, in der der entsprechende Reiz ausgelöst worden ist. Nicht synergische Muskelgruppen werden nie ergriffen. Über diese Eigenschaft wird noch in einem besonderen Kapitel gehandelt werden.

Hier muß die Frage erörtert werden, ob bei den Eigenreflexen eine antagonistische Innervation zustandekommt oder nicht. Es ist für eine antagonistische Innervation meines Erachtens kein Beweis erbracht worden. Auch mit Hilfe der elektrischen Methode habe ich nicht nachweisen können, daß bei Auslösung des Achillessehnenreflexes die Antagonisten in dem Moment erschlaffen, in dem sich die Agonisten kontrahieren. Bei der dezerebrierten Katze, bei der doch sonst die antagonistischen Reflexe sehr deutlich sind, werden die Antagonisten vom Eigenreflex gar nicht berührt. Wir hätten also hier eine normale Erregungsform der Muskulatur, bei der es nicht zu antagonistischer Hemmung kommt.

Die von Wertheim-Salomonson beschriebenen antagonistischen Reflexe [1]) in den Fußbeugern und Fußstreckern sind nicht auf antagonistischer Innervation beruhend. Wenn die Reflexerregbarkeit sehr gesteigert ist, wird durch die Zuckung des Gastroknemius soleus eine Zerrung der Fußbeuger hervorgerufen, und es wechseln so Fußstrecker und -Beuger in ihrer Tätigkeit ab. Es beruht diese Wirkung rein auf mechanischen Verhältnissen.

Die Aktionsströme eines auf kurze Reizung eintretenden Eigenreflexes sind im allgemeinen auffallend stark. Wenn man während eines willkürlichen Tetanus die Reflexe hervorruft, so kann der Aktionsstrom der reflektorischen Erregung zehnmal so stark sein wie der der Stromstöße, die den Tetanus zusammensetzen. Man kann also die Reflexe ohne weiteres erkennen. Sobald der Reflexerfolg nicht eine Einzelzuckung darstellt, wie z. B. gelegentlich beim Fußklonus, so ist die Größe der Ströme nicht mehr so auffallend. Wir können sagen, daß die Stärke der entstehenden Ströme auf zwei Ursachen beruht. Einmal ist die Erregung an und für sich besonders stark. Das Nervensystem entlädt gewissermaßen einen großen Teil der ihm zur Verfügung stehenden Energie (daß diese wieder eingespart werden muß, werden wir später sehen). Dann trifft aber bei einem Reflex

---

[1]) I. K. A. Wertheim-Salomonson l'Encéphale **16**, 337. 1921.

auf kurzen Momentanreiz (z. B. Schlag auf die Sehne) die Erregung in allen Muskelbündeln gleichzeitig ein. Bei der willkürlichen Erregung ist die Innervation zwar angenähert, aber doch nicht völlig salvenmäßig [1]). Es entstehen daher im Muskel Interferenzen der Ströme, die die Stärke der nach außen ableitbaren herabsetzen.

Es ist in letzter Zeit, namentlich von französischen Autoren, darauf hingewiesen worden, daß in dem Reflexerfolge der Sehnenreflexe eine klonische und eine tonische Phase zu unterscheiden sei. Diese Vorstellungen hängen eng zusammen mit der Frage der doppelten (tonischen und tetanischen) Funktion der Skelettmuskeln.

Die Literatur über die Streitfrage ist außerordentlich angeschwollen, ohne daß man sagen dürfte, daß unsere gesicherten Kenntnisse sich in gleichem Maße vermehrt hätten. Verfasser hat immer den Standpunkt vertreten, daß es nicht genügend erwiesen sei, daß zwei Apparate im Skelettmuskel vorhanden sind (ganz grob gesprochen also, daß Sarkoplasma und Fibrillen verschiedene Funktion hätten). Er hat mehrfach allein und gemeinsam mit anderen dieser Meinung Ausdruck gegeben und vielfach nachgewiesen, daß die Voraussetzungen auf die andere die Dualität der Muskelfunktion basierten irrige sind [3]).

Es scheint ihm auch heute die Frage nicht anders zu stehen. Wenn eine tonische Funktion der Muskeln existiert, so ist sie beim normalen jedenfalls recht versteckt.

Wenn man keine dualistische Funktion des Muskels annimmt, so werden die Untersuchungsresultate derjenigen Autoren, die fanden, daß sich an die Zuckung des auf klinischem Wege ausgelösten Sehnenreflexes noch eine tonische Verkürzung anschließt, sehr schwer verständlich. Aber sind diese tonischen Verkürzungen so sicher, wie sie die Autoren annehmen? Bei den zahllosen von mir untersuchten Kranken (Nervenstation eines großen Kriegslazarettes, es mögen mehr als 4000 Patienten gewesen sein, die Krankenbücher wurden mit den Kassenbüchern am Kriegsende vernichtet) ist mir eine tonische Kontraktion nach dem Sehnen-

---

[1]) E. Bass und W. Trendelenburg, Zeitschr. f. Biol. **74**, 121. 1921.

[2]) Siehe A. Schwartz, Cpt. rend. des séances de la soc. de biol. **83**, 1128. 1920.

[3]) P. Hoffmann, Arch. f. Physiol. **1913**, S. 27; Zeitschr. f. Biol. **69**, 519. 1919. Daselbst **73**, 247. 1921. K. Hansen, P. Hoffmann und v. Weizsäcker, daselbst **74**, 6, 7. 1922.

reflex nie aufgefallen. Im Gegenteil ist der Sehnenreflex eigentlich der Typus einer klonischen kurzen Aktion.

Ich möchte also für den normalen Menschen eine tonische Aktion beim Eigenreflex vorläufig nicht gelten lassen. Ich glaube nicht, daß eine solche Vorstellung uns weiter bringen würde, bevor nicht versucht worden ist, sie wirklich genau zu analysieren. Dieser Versuch ist noch nicht gemacht. Die Autoren stellen nur einige Versuche an, eine Berücksichtigung des ganzen vorliegenden Materiales erfolgt meist nicht.

In einem Falle ist die pathologische Veränderung eines Eigenreflexes genauer analysiert worden. Dies ist der Gordonsche Reflex bei Chorea.

Hier findet man eine erhebliche, wenn man so will also tonische Verlängerung des Reflexes. Untersucht man die Aktionsströme, so findet man, wie Fahrenkamp es beschrieben hat[1]), zuerst den üblichen Aktionsstrom des Sehnenreflexes, dann eine Pause von ca. $^1/_{10}$ Sekunde und darauf folgend eine ziemlich langdauernde tetanische Aktion des Muskels. Hier ist also die Reaktion des Muskels wirklich gegenüber der normalen verändert, auf einen Momentanreiz erfolgt eine lange tetanische Aktion, was wir beim normalen nie finden. Man kann natürlich sagen, dieser Nacheffekt ist vielleicht beim normalen schon angedeutet, er tritt nur nicht so klar hervor. Eine solche Möglichkeit ist zuzugeben, aber es müßte dies erst genau erwiesen werden. Die bloße Abbildung einer Muskelkurve genügt nicht zum Beweise. Fahrenkamp hat versucht, die eigentümliche Pause, die zwischen dem ersten Aktionsstrom und dem folgenden Tetanus eintritt, zu deuten. Er hält die erste Reaktion für spinaler Natur, die zweite für zerebraler. Da die zerebrale eine sehr viel längere Reflexzeit hat, so muß sie entsprechend später kommen.

Es ist heute, seitdem wir die nach einem Eigenreflex eintretende Hemmung der Aktion des Rückenmarkes kennen, möglich, dieser Pause noch eine andere Deutung zu geben, wobei Versuche lehren müssen, welche die richtige ist.

Meines Erachtens ist der Gordonsche Reflex der einzig sichere Nachweis der Veränderung der Innervation bei den Eigenreflexen. Wir finden sonst nur eine Verstärkung des einzelnen Reflexerfolges oder eine Repetition (Klonus).

---

[1]) Deutsche Zeitschr. f. Nervenheilkunde. **54**, S. 330. 1916.

Auf Grund der mechanischen Kurven, die sich bei verschiedenen Krankheiten schreiben lassen, sind sehr vielseitige Veränderungen beschrieben worden. Es ist nun aber außerordentlich schwer, aus diesen Kurven herauszulesen, ob wirklich die den Reflex bedingende Innervation verändert war. Irgendwelche Anhaltspunkte zur Deutung (Trägheitsmomente usw.) Reibung, werden nicht gegeben. Die Untersucher begnügen sich mit der Feststellung der Veränderung der Kurve. Es scheint mir zweifellos, daß man bei richtigem Vorgehen aus diesem Materiale noch viel herausholen kann. Vorläufig liegt es noch ganz brach. Man kann daraus noch keine physiologischen Schlüsse ziehen und diagnostisch wird es noch niemand verwenden.

Es ist diese Erscheinung übrigens durchaus nicht verwunderlich, wenn man sieht, wie lange es gedauert hat, bis man an anderen Stellen begann, auf Grund exakter Prinzipien Kurven zu schreiben und zu analysieren [1]). Es soll deshalb diese Meinungsäußerung, deren Richtigkeit mir jeder Kenner sofort bestätigen wird, keineswegs die Arbeit, die in diesen Versuchen steckt, herabsetzen.

III. Bestimmung der zur Auslösung des Reflexes nötigen Reizschwelle.

Es ist mehrfach unternommen worden, den Reiz für das Auslösen des Patellarreflexes dadurch meßbar zu gestalten, daß man die Bewegungsgröße bestimmte, die der auf die Sehne fallende Hammer auf diese übertrug. Man kann auf diese Weise die Reflexerregbarkeit verschiedener Personen gut vergleichen. Den Kern der Frage trifft aber diese Versuchsmethode nicht. Der Reiz für die Auslösung der Eigenreflexe besteht in einer Spannungszunahme der Muskeln. Man muß also fragen, wie groß muß die Spannungszunahme im Verhältnisse der schon vorhandenen sein, damit ein Reflex eintritt.

Auf diese Weise erhält man einen Wert für die Unterschiedsempfindlichkeit. Bei der oben beschriebenen Methode ist die Spannungszunahme eine verhältnismäßig sehr große, die Anfangsspannung ist sehr niedrig. Über ihren Wert fehlt jeder Anhaltspunkt, auch wird sehr viel von der Kraft der Schläge auf Deformation der Sehnen und der Weichteile verbraucht. Man

---

[1]) Muskelkurve, Pulskurve.

kann auf folgendem Wege zu einem gut begründeten Werte für die Unterschiedsempfindlichkeit gelangen und feststellen, daß diese eine sehr hohe sein muß.

Der Vorderarmperiostreflex (Eigenreflex des Biceps brachialis) ist ein sehr konstanter, leicht auszulösender Reflex. Es kann von vornherein keinem Zweifel unterliegen, daß hier die Unterschiedsschwelle eine niedrige sein wird. Bei der Auslösung dieses Reflexes macht der Unterarm eine Drehung im Ellenbogengelenk, die, falls man sie passend registriert hat, gemessen werden kann. Um aus der Größe der Drehung im Kubitalgelenk die Zunahme in diesem festzustellen, müssen wir die Direktionskraft kennen, die der Bewegung im Ellenbogengelenk entgegenwirkt. Diese kann man einmal aus dem von van Mansvelt gegebenen Werte des Elastizitätsmoduls für die Muskeln entnehmen, oder man kann versuchen, durch Schwingungsbeobachtungen bei der Vp. direkt den Wert zu ermitteln [1]).

Die Schwingungen, die der Unterarm einer Vp. bei wagerechter Haltung auf Anstoßen hin ausführt, sind zwar recht unvollkommen, bei den meisten Vpp. kommt man aber immerhin zu einem brauchbaren Resultat.

Z. B. Vp. H.:

Gewicht des Unterarms und der Hand 1820 g [2]), Entfernung des Schwerpunktes von der Kubitalachse 16,4 cm, daraus Drehmoment der Schwere $3,0 \cdot 10^7$ dyne cm, Schwingungsdauer bei horizontaler Haltung des Unterarms und senkrechter des Oberarms (t) 0,31 Sekunden (bei Belastung am Handgelenk mit 2 kg wird die Schwingungszahl nicht wesentlich verändert, weil die Muskeln straffer werden).

Trägheitsmoment des Unterarms unbelastet $K = 7 \cdot 10^5$ g cm^2.

Nun gilt die Gleichung $\dfrac{t^2}{\pi^2} = \dfrac{K}{D}$, worin D die Direktionskraft im Kubitalgelenk bedeutet.

Hieraus gewinnt man die Direktionskraft (D) zu

$$\frac{0{,}096\ t^2}{9{,}8} = \frac{7 \cdot 10^5\ \text{g cm}^2}{D} \qquad D = 7 \cdot 10^7\ \text{dyne cm}$$

---

[1]) van Mansvelt, Over de elastiziteit der spieren. Diss. Utrecht 1863. P. Hoffmann, Zeitschr. f. Biol. **75**. 1922.

[2]) Alle Werte nach den Regeln von Braune und Fischer berechnet. Abh. d. K. sächs. Ges. der Wiss., math.-physikal. Klasse **15**, 561. 1890; **18**, 407. 1893.

bei unbelastetem, zu 1 7 .10^7 dyne cm bei mit 2000 g am Handgelenk belasteten Arme. Nun ergibt sich, daß ein Drehungswinkel (φ) von $\frac{1}{220}$ (im absoluten Maß) im Kubitalgelenk genügt, einen Reflex hervorzurufen. Hieraus berechnet sich eine Zunahme des Drehmomentes von 3,2 . 10^5 dyne cm für den unbelasteten Arm. Da der Unterarm durch die Schwere unter einem Drehmoment von 3,0 . 10^7 dyne cm steht, so ist es nötig, daß sich das Drehmoment um ca. $\frac{1}{90}$ vergrößert, damit ein Reflex ausgelöst wird. Das Drehmoment ist natürlich bei dem sehr kleinen Winkel proportional der Spannung der Unterarmbeuger. Die Unterschiedsempfindlichkeit von 90 ist eine sehr hohe, sie wird wesentlich nur von der des Kraftsinnes übertroffen (hier beträgt sie 200) [1].

Es ist also die Empfindlichkeit der Einstellung unserer Innervation durch die Reflexe eine sehr feine. Ein Sinnesorgan, dessen Unterschiedsempfindlichkeit der des Auges und Ohres nicht nachsteht, ist zur Verfügung dieses Apparates. Diese Organe sind imstande, Spannungsänderungen zu empfinden, sie haben also dieselbe Funktion, wie die Organe des Kraftsinnes. Da wir sehen, daß sie beide sich durch sehr hohe Unterschiedsempfindlichkeit (oder was dasselbe ist niedrige Schwellen) auszeichnen, so kann man annehmen, daß beide einen ähnlichen Bau besitzen, wenn man nicht direkt die Hypothese aufstellen will, daß es in beiden Fällen die gleichen sind.

IV. Die Reflexzeit.

Die Zeit vom Eintreten des Reizes bis zum Beginne des Erfolges im Muskel bezeichnen wir als Reflexzeit. Die gesamte genannte Zeit wird als rohe Reflexzeit bezeichnet, die eigentliche Übertragungszeit im Rückenmark trägt den Namen „reine Reflexzeit".

Die Messungen der rohen Reflexzeit können in mechanischer oder elektrischer Weise erfolgen, man kann den mechanischen Erfolg im Muskel oder den Beginn des Aktionsstroms als Indikator des Erfolges nehmen. Die Erfahrung hat gelehrt, daß die letztere Methode die weitaus leistungsfähigere ist. Die mechanischen

---

[1] M. v. Frey, Zeitschr. f. Biol. **63**, 129. 1913. Daselbst **65**, 203. 1914. Sitzungsber. d. physikal.-med. Ges. Würzburg, 15. I. 1914.

Methoden kann man als überholt bezeichnen. Eine große Reihe von Untersuchern hat mit diesen versucht, ein sicheres Resultat zu erlangen, aber sie sind zweifellos gescheitert. Es erscheint darum nicht notwendig, eine Übersicht der verschiedenen Versuche zu geben, umsomehr als in Sternbergs Monographie und weiter in Nagels Handbuch der Physiologie[1]) sich Zusammenstellungen finden.

Man kann die elektrische Methode nun in zwei verschiedenen Weisen verwenden.

1. Mit Auslösung des Reflexes durch Schlag auf die Sehne.
2. Mit Auslösung des Reflexes durch Induktionsschlag auf den Nerven.

Beide Methoden ergänzen einander, bei gewissen Muskelgruppen ist nur eine verwendbar.

Nennen wir Z die rohe Reflexzeit, L die Leitungszeit im Nerven, l die Länge der Nervenstrecke, N die Leitungsgeschwindigkeit im Nerven, M die Latenz des Muskels, d. h. die Zeit, die verstreicht während des Übergehens der Erregung von der Nervenendplatte auf den Muskel, S die Latenz der sensiblen Endorgane, R die reine Reflexzeit, so haben wir $Z = R + M + L + S$, wenn wir den Schlag auf die Sehne wählen, dagegen $Z = R + L$, wenn wir die Reizung des Nerven nehmen.

Die zweite Methode zeigt also zur Berechnung des von uns erwünschten Wertes weniger Glieder. Sie scheint also von vornherein vorzuziehen zu sein.

Eine ganz fundamentale Wichtigkeit hat für die ganzen Untersuchungen die Bestimmung des Wertes N. Wir sind zwar in der Kenntnis dieses Wertes sehr weit fortgeschritten, doch ist das Ergebnis noch nicht vollständig so, wie wir es wünschen müßten.

Es sind noch mehrere Unstimmigkeiten vorhanden. Die besten Messungen sind zweifellos die von Münnich unter Leitung Gartens durchgeführten.

Münnich[2]) nahm den Aktionsstrom des Muskels als Indikator. Er untersuchte vor allem die Leitungsgeschwindigkeit bei Kaninchen, Katzen und Hunden. Die zentrale Reizelektrode lag an der Stelle des Austritts des Ischiadikus aus dem Becken, die periphere in der Kniekehle. Die Ströme wurden vom M. gastrocnemius

---

[1]) 1909. IV. S. 262.
[2]) F. Münnich, Zeitschr. f. Biol. **66**, 1. 1915. Siehe dort auch die ziemlich zahlreichen Literaturnachweise über ältere Untersuchungen.

abgeleitet. Es wurde aus der Differenz der beiden Leitungszeiten N berechnet. Auf Konstanz der Temperatur des Tieres wurde besonders geachtet. Es ergab sich für ein Kaninchen der Mittelwert von 61 m/sek. Für zwei Katzen 77 m/sek., für drei Hunde 78 m/sek. Für den Menschen, bei dem von zwei Stellen des Oberarms die Unterarmmuskulatur gereizt wurde, belief sich N. auf 66 bzw. 69,3 m/sek. Wichtig erscheint ferner an Münnichs Resultaten, daß, sobald die Temperatur des Versuchstieres abfiel oder anstieg, ein paralleles Ansteigen oder Abfallen der N festgestellt werden konnte. Dies Ansteigen und Abfallen von N mit der Temperatur hat man bisher angenommen. Nun ist aber kürzlich von Broemser[1] auf Grund sehr einleuchtender Versuche und Berechnungen angegeben worden, daß die Temperatur den Wert N nicht oder wenigstens nur sehr wenig beeinflußt, vorausgesetzt, daß dieser Nerv sich in situ befindet.

Hier stoßen die Broemserschen Annahmen mit den Ergebnissen von Münnich zusammen, und man wird abwarten müssen, was weitere Versuche ergeben. Für die Reflexmessungen wäre die Richtigkeit der Broemserschen Angaben von großer Bedeutung. Wir müssen annehmen, daß auch im menschlichen Körper die Enden der Extremitäten anders temperiert sind als der Rumpf, es wäre also auch hier dann eine Korrektur nötig, wenn die Temperatur einen Einfluß hätte. Hat sie keinen, so vereinfacht dies die ganze Sache sehr erheblich.

Die Resultate, die die Versuche ergeben haben, werden zeigen, daß in der Reflexzeit eine gewisse charakteristische Variation immer wieder vorkommt. Je größer der Nervenweg ist, der beim Reflex durchlaufen werden muß, um so geringer ist die Bruttogeschwindigkeit des Prozesses $1/Z$. Mit anderen Worten, wenn man von Muskellatenz, Latenz der sensiblen Endorgane, und reiner Reflexzeit ganz absieht, so ist die Leitungsgeschwindigkeit um so langsamer, je größer die Nervenstrecke ist, die durchlaufen werden muß. Dies gilt für alle Möglichkeiten, den Eigenreflex zu messen, mit Ausnahme des Masseterreflexes. Hier ist die Nervenleitung so kurz, daß die Muskellatenz und die reine Reflexzeit schon entscheidend ins Gewicht fallen.

Vergleichen wir einige Resultate (die genauen Angaben werden später gegeben).

---

[1] Ph. Broemser, Zeitschr. f. Biol. **72**, 50. 1920 und **73**, 19. 1920.

Reflexart	Nerven- strecke l in cm	Brutto- Leitungs- zeit (Z) in σ	1/Z in m/sec.
Masseter	20	7	30
Reflex durch Reizung des N. medianus nahe der Achselhöhle	74	10,8	68
Reflex durch Reizung des N. medianus nahe der Ellenbeuge	100	14,0	71
Patellarreflex	120	21,7	55,3
Tibialisreiz in der Kniekehle	142	25,1	55,8
Achillessehnenreflex	192	33,8	56,5
Reflexe der kurzen Fußmuskeln durch Reiz des N. tibialis hinter dem Epicond. medialis	210	44	47

Schwankungen von 68 zu 71 m (s. Abb. 16) fallen natürlich in die Fehlergrenzen, so daß sie das oben Gesagte nicht entkräften. Die in der vorstehenden Tabelle gegebenen Werte stammen von ein und derselben Versuchsperson. Daß bei verschiedenen Versuchspersonen, abgesehen von den sonstigen individuellen Differenzen, diejenigen mit dem längsten Leitungswege auch die geringste Leitungsgeschwindigkeit haben, hat schon F. A. Hoffmann[1]) auf Grund sehr zahlreicher Versuche an Gesunden und Kranken klar ausgesprochen. Er vergleicht fünf Fälle mit kurzem Reflexbogen des Achillessehnenreflexes (170 cm und darunter) mit neun Fällen mit langem Reflexbogen (190 und darüber) und findet eine durchschnittliche Bruttogeschwindigkeit von 56,7 bei den kurzen, von 49,3 bei den langen Reflexbögen (in m/sek.).

Ich kann nach meinen eigenen Erfahrungen dies nur bestätigen. Die Unterschiede übersteigen zweifellos die Beobachtungsfehler. Besonders bedeutend werden sie bei den Reflexen der Fußmuskeln, wo zur Messung der sehr lange Bogen von über 200 cm zur Verfügung steht.

Wie kann man diese Gesetzmäßigkeit erklären? Vor allem liegt es an der Nervenleitung oder an der zentralen Funktion? Daß diese letztere in Betracht kommt, scheint sehr unwahrscheinlich. Sollen wir wirklich glauben, daß der zentrale Vorgang der Eigenreflexe, der typisches Gepräge trägt, so stark variiere (wenn

---

[1]) F. A. Hoffmann, Zur Kenntnis des Achillessehnenreflexes. Dtsch. Arch. f. klin. Med. **126**, 323. 1918.

man die ganzen Differenzen auf den Wert R konzentriert, so ergeben sich sehr große Schwankungen)? Es ist doch durchaus anzunehmen, daß der zentrale Vorgang in allen Fällen der gleiche ist und jedenfalls nicht um das Mehrfache seines Minimalwertes schwankt. Und warum sollte der zentrale Vorgang gerade bei den langen Reflexbögen langsamer wirken. Viel wahrscheinlicher ist es, daß die Nervenleitungsgeschwindigkeit in den langen Leitungen eine geringere ist (im Durchschnitte) als in den kurzen.

Hiernach wäre also N im markhaltigen Nerven doch nicht konstant. Bei den bisher untersuchten kurzen Nervenstrecken wohl, aber dies gälte nicht für die langen. Ist in der Peripherie die Leitungsgeschwindigkeit geringer als nahe dem Zentrum, ist die verminderte Temperatur der Peripherie daran schuld? Nach Broemser dürfte das nicht der Fall sein. Kommt die Abhängigkeit der Ernährung des Nerven, die trophische Funktion der Ganglienzelle für die langen Nervenfasern in dieser Weise zum Ausdruck? Leitet der markhaltige menschliche Nerv mit Dekrement? Es steht zu hoffen, daß wir diese Fragen in einigen Jahren beantworten können. Heute müssen wir uns noch bescheiden. Wir werden den gegebenen Wert der Nervenleitungsgeschwindigkeit verwenden und damit zweifellos richtige Resultate erzielen, wenn wir uns der Grenze genau bewußt sind. Wir wollen nun zu den Werten der Reflexzeit übergehen, die nach einwandfreier

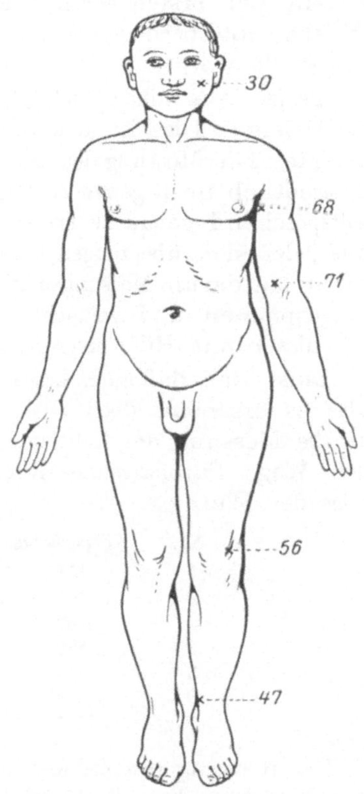

Abb. 16. Leitungsgeschwindigkeiten der Reflexe eines Individuums. Mit Ausnahme des Masseterreflexes, der in der üblichen Weise durch Zerrung des Muskels hervorgerufen wurde, sind nur Werte aufgenommen, die mit Nervenreizung erzielt wurden.

Methode erlangt sind, und versuchen, aus diesen den besonders interessierenden Wert R zu berechnen.

Mit der ersten Methode sind zahlreiche Untersuchungen am Patellar- und besonders Achillessehnenreflex von F. A. Hoffmann[1]) angestellt worden.

Es ist von hoher Wichtigkeit, die Länge der Reflexbögen zu kennen. Dies ist keineswegs so einfach, wie man annehmen möchte. Die Messung der Reflexzeit ist auf 5% genau zu erhalten, gelegentlich noch genauer. Dagegen ist es schwer, den Reflexweg entsprechend genau zu erfassen. Die Messung am Lebenden ist, wie jeder sich überzeugen kann, ziemlich unsicher. F. A. Hoffmann hat darum Messungen an Leichen verschiedener Körpergröße vorgenommen und versucht die Länge des Reflexweges direkt aus dieser mit Hilfe einer Eichungskurve zu entnehmen.

Es ist klar, daß auch dieses Verfahren nicht das Ideal darstellt, aber es erscheint doch wesentlich bessere Resultate zu ergeben als die Messung am Lebenden. In sieben Fällen ergab sich für den Weg Patellarsehne—Rückenmark—Mitte des Quadrizeps folgender Wert:

Nr.	Körperlänge	Alter	l
1	156	45	110
2	161	30	111
3	163	50	112,5
4	166	53	114,5
5	174	50	122,1
6	174	40	129
7	177	30	133

Die Messung des Zeitwertes vom Schlage bis zum Beginn des Aktionsstroms kann mit einer Genauigkeit von 0,001 Sekunden durchgeführt werden. Bei mittelgroßen Menschen sind Werte von 0,0196—0,0238 zu finden.

Bei Kindern sind die Werte entsprechend den kürzeren Reflexbögen viel kleiner, z. B.:

Alter	Körperlänge	Reflexzeit in Sek.
5	107,5	0,0153
7	119,5	0,014
11	124	0,017
12	134	0,017
13	137	0,0151

---

[1]) F. A. Hoffmann, a. a. O. und Dtsch. Arch. f. klin. Med. **120**, 173. 1916.

Der kleinste gemessene Gesunde war ein Knabe von 129 cm Länge (Reflexbogen am Lebenden gemessen 89 cm), der größte Mann hatte einen ebenso gemessenen Reflexbogen von 141 cm. Nach der Erfahrung, daß die am Lebenden gemessenen Reflexbögen zu lang ausfallen[1]), schätzt F. A. Hoffmann die wirkliche Länge dieser hier auf 81 und 127 cm. Die Reflexzeiten betrugen 0,014 und 0,021 Sekunden, Differenz 0,007, woraus sich für N der Wert von 66 m/sek. berechnet. Eine sehr gute Übereinstimmung mit den von Münnich gegebenen Zahlen. F. A. Hoffmann

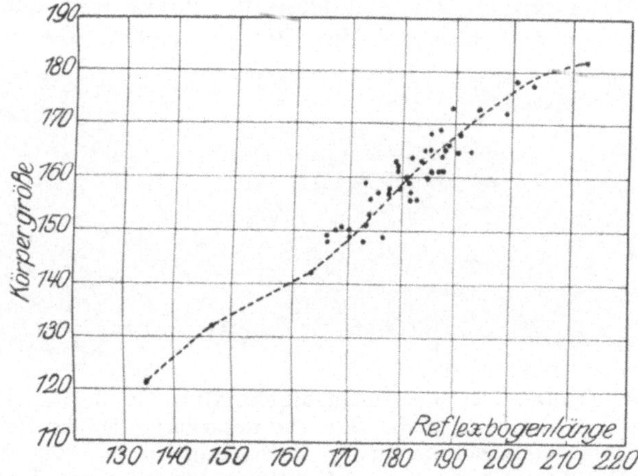

Abb. 17. Verhältnis der Reflexbogenlänge und der Körpergröße des Achillessehnenreflexes bei 50 Individuen. Nach F. A. Hoffmann.

fand bei der Messung der Reflexzeit des Patellar-Reflexes vor allem bestätigt, daß Z beim Normalen unter allen Umständen gleich bleibt. Selbst intensive, funktionelle oder organische Steigerung bewirkt keine Verkürzung, dagegen kommen bei Kranken manchmal auffallend lange Z vor, so bei einem Fall von Diabetes mit 7% Zucker, bei Hysterikern, bei einer Tabes incipiens mit noch erhaltenem Reflex. Sind die Reflexe bei Kranken auf den beiden Körperseiten verschieden stark, so sind sie doch hinsichtlich Z gleich.

Über den Achillessehnenreflex haben wir von demselben Autor eine große Zahl von Messungen, aus denen wir wichtige Schlüsse ziehen können[2]).

---

[1]) F. A. Hoffmann, Dtsch. Arch. f. klin. Med. **120**, 174. 1916.
[2]) F. A. Hoffmann, Dtsch. Arch. f. klin. Med. **126**, 173. 1918.

Auch hier wurde eine Kurve konstruiert auf Grund von
Messungen an der Leiche, aus der man nach Kenntnis der
Körpergröße sofort die Länge des Reflexweges entnehmen kann
(s. Abb. 17). Es wurde bei der liegenden Leiche ein Messer in
den Knorpel zwischen 12. dorsalen und 1. Lumbalwirbel gesteckt,
und eine dicke Nadel durch das Foramen ischiadicum senkrecht
so, daß diese die Haut durchbohrte. Im Innern des Leibes
wurde dann vom Messer bis zum Foramen gemessen. Außen
von der hervorragenden Nadel bis zur Kniebeuge, endlich von
der Kniebeuge bis zur Achillessehne direkt über dem Fersen-
bein, wo der Schlag auf die Sehne erfolgt. Die Länge des

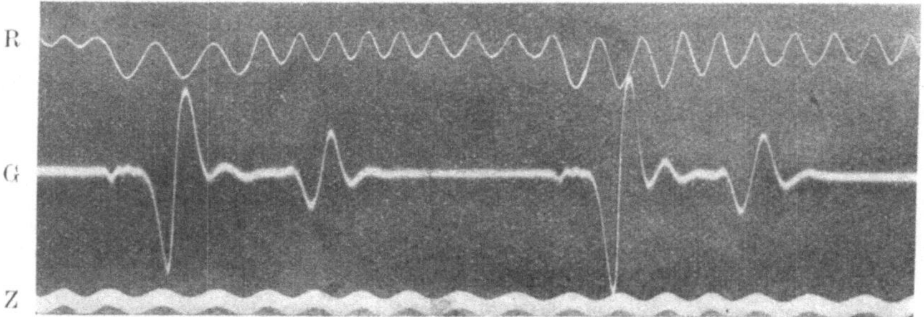

Abb. 18. Reflexe in der Tibialismuskulatur. R Reizsignal (hier bedeutungslos), da auch in der Galvanometerkurve sich der Reiz deutlich
markiert. G Galvanometerkurve. Z Stimmgabel $^1/_{100}$ Sek. Nach einer
kleinen Erhebung in der Kurve, die durch Induktion vom Reizkreis entsteht, folgt die indirekte (A)-Zuckung, in entsprechendem Abstande die
reflektorische (hier kleinere) B-Zuckung.
Empfindlichkeit 8 mm = $^1/_{100}$ V.

Reflexbogens betrug dann zweimal Beckenzahl, zweimal Ober-
schenkelzahl, 1,5 mal Unterschenkelzahl.

Es ist von Bedeutung, daß besonders niedrige Reflexgeschwindig-
keiten bei Kranken gefunden wurden. Die niedrigsten Zahlen
40 bis 45 m/sek. hatten ein Diabetiker, ein Mann von 65 Jahren
mit perniziöser Anämie, ein Arteriosklerotiker von 74 Jahren
und ein sehr anämischer Phthisiker. Diese Werte liegen außerhalb
der Messungsfehler unterhalb der Normalen. Sonst ergibt eine
Zusammenstellung, daß 1/Z beträgt

Bei den inneren Krankheiten . . . . 50,1 m/sek.
Bei schwer organischen Erkrankungen des Zentralnervensystems 51,5 „
Bei anderen Neurosen . . . . 49,6 „
Bei den funktionellen Nervenkranken . . . . 59,9 „

Körpergröße, Alter und Blutbeschaffenheit haben sicher einen Einfluß. Bei jungen Individuen scheint die Geschwindigkeit etwas größer als bei den alten.

Eine größere Zahl der von F. A. Hoffmann erhobenen Werte wird bei der Berechnung von R noch Verwendung finden.

Für den Masseterreflex habe ich eine allerdings beschränkte Zahl von Bestimmungen ausgeführt. Ich finde etwa 7 Sigma für den Wert Z. Die Nervenstrecke schätze ich auf 20 cm. Hier erscheint also die Geschwindigkeit des Reflexes 1/Z sehr gering; sie beträgt ca. 30 m/sek. Dies ist ersichtlich darauf zu beziehen, daß bei der sehr kurzen Nervenstrecke die zentrale Verzögerung und die Muskellatenz, also R und M, wesentlich mehr ins Gewicht fallen als bei den langen Nervenstrecken.

Wenn wir uns nun zu der Messung der Reflexzeit mit Hilfe des Induktionsschlages als Reiz wenden, so müssen wir folgendes beachten. Die Methode ist S. 30 beschrieben worden. Es wurde gesagt, daß man auf diese Weise zwei Erregungen des Muskels bekommt, die um einen bestimmten Zeitabstand voneinander entfernt sind. Es wurde betont, daß die indirekte Zuckung (A) und die reflektorische Erregung (B) einander meist sehr ähnlich ausfallen, so daß man annehmen kann, daß beidemal ungefähr die gleichen Fasergruppen des Muskels in Tätigkeit treten. Man erhält also zwei ähnliche Kurven und kann die identischen Punkte der beiden mit relativ hoher Genauigkeit festlegen (Abb. 18). Der Abstand der beiden setzt sich zusammen aus der Nervenleitungszeit vom Reizpunkte zum Rückenmark und wieder zurück zu diesem und der reinen Latenzzeit. Es fällt also die Überleitungszeit vom Nerv zum Muskel ganz weg, und es ist außerdem sicher, daß die Reizung des Nerven in diesem ohne meßbare Latenz eine Erregung hervorruft, was man von den sensibeln Endorganen nicht weiß. In der Hoffnung, auf diesem Wege zu einer genaueren Beurteilung der reinen Reflexzeit zu kommen, habe ich eine größere Reihe derartiger Versuche durchgeführt.

Latenz des Eigenreflexes der Fußstrecker in σ.

Reizung des Nerven in der Kniekehle:

Vp. H., Körpergröße 171 cm, Reflexweg 142 cm
25,7, 25,5, 25,6, 24,7, 25,2, 25,1.
Vp. St., Körperlänge 186 cm, Reflexweg 150 cm
28,9, 28,8, 29,2, 29,0, 29,3, 28,8.
Vp. G., Körperlänge 187 cm, Reflexweg 150 cm
25,7, 26,4, 25,8, 25,7, 26,2. 26,5, 26,3, 26,0, 25,8.

Man sieht aus den erhaltenen Zahlen, daß die Messung an und für sich eine recht genaue ist. Von besonderem Interesse ist, daß die Zahlen bei den Vp., St. und G., deutlich differieren, obgleich die Größenverhältnisse so ähnlich sind. Die Differenz beträgt drei Sigma.

Man kann auch an Muskeln, zu denen eine kürzere Nervenstrecke führt, den Versuch machen. Es kommen besonders die Hand- und Fingerbeuger in Betracht, soweit sie vom Medianus innerviert werden. Dieser Nerv ist in der Ellenbeuge oder nahe der Achselhöhle

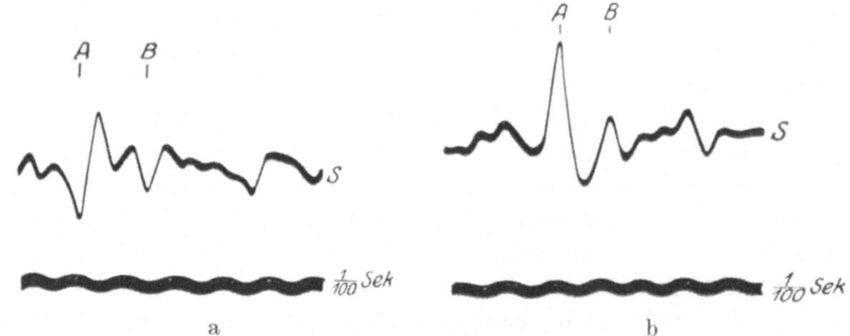

Abb. 19a. Stromkurve der Unterarmmuskulatur bei Reizung nahe der Ellenbeuge. In der oszillatorischen Kurve heben sich die Ausschläge A und B deutlich hervor und erlauben eine Feststellung der Reflexzeit.
Abb. 19b. Dasselbe bei Reizung nahe der Achselhöhle. Man erkennt sofort, daß A und B näher aneinander gerückt sind gemäß der kürzeren Nervenstrecke. In den Kurven fällt noch ein Ausschlag auf, der sowohl in a wie in b in ziemlich gesetzmäßigem Abstande auf die Ausschläge A und B folgt. Dieser hat nicht die Bedeutung eines Reflexes. Er ist für die vorliegende Untersuchung unwesentlich.

reizbar, und es ergibt sich so nach Wunsch eine längere oder kürzere Nervenstrecke. Allerdings haben diese Versuche eine Schwierigkeit, die Reflexfähigkeit der Muskulatur der Arme ist geringer als die der besonders bevorzugten Fußstrecker. Man erhält nicht auf jeden Reiz einen meßbaren Reflex, sondern nur bei ca. 70% der Fälle. Die Muskulatur muß zur Bahnung ziemlich stark innerviert werden, und es ist deshalb das Galvanometer, abgesehen von den zu A und B gehörigen Ausschlägen, nicht in Ruhe, sondern es fallen zwischen die Reflexe auch noch andere, die das Bild stören können. Ferner kommt bei Reizung an der Achselhöhle der reflektorische Effekt so früh, daß die Zuckung A noch nicht abgelaufen ist, wenn

B beginnt. Hierdurch wird die Stromkurve verändert und die Messung des wirklichen Abstandes der beiden Erregungen unsicherer. Immerhin ergeben sich Resultate, die der Mitteilung wert sind (s. Abb. 19, die die entsprechenden Kurven zeigt).

Vp. H. Medianus, Reiz an der Ellenbeuge. Nervenstrecke, am Lebenden gemessen, 2×48 cm.

Abstand identischer Punkte der Erregung B von A in σ

14,3 13,5 14,7 12,5 14,3
13,7 13,7 14,1 15,2 13,8. Durchschnitt 14,0 σ

Proximale Reizstelle nah der Achselhöhle. Nervenstrecke 2×34 cm

10,7 11,0 10,6 11,0. Durchschnitt 10,8.

Die Differenz der Reflexzeit in den beiden Fällen ist 3,2 σ, in der 28 cm Nervenstrecke durchlaufen werden. Es ergibt dies einen Wert für die Leitungsgeschwindigkeit von 87 m/sek.

Die Gesamtnervenstrecke für die distale Stellung veranschlage ich nach Messung an der Vp. auf 96 cm, die für die proximale auf 68 cm; dies gäbe einen Wert für l/Z von 66 m/sek. und 63 m/sek.

H. Schäffer[1]) hat am Ischiadikus ähnliche Versuche ausgeführt. Er reizte einmal in der Kniekehle und einmal am Austritt des Ischiadikus unter dem M. glutaeus. Aus der Differenz der Werte berechnet er für sensible wie motorische Nerven eine Leitungsgeschwindigkeit von 56 m/sek.

Besonders interessant sind die Versuche an den kurzen Fußmuskeln. Hier ist die Reizung am Malleolus internus sehr weit distal. Die Nervenstrecke beträgt bei einer mittelgroßen Vp. über 2 m. Die Latenz Z des Reflexes ist ca. 4,4/100 Sekunden. Also eine ganz ungewöhnlich lange. Die Kurven haben eine eigentümliche Form, da der Reflex nur ein sehr schwacher ist, sind die entstehenden Ausschläge klein. Immerhin halte ich den angegebenen Wert für völlig sicher.

Reflexzeit der Eigenreflexe bei Tieren. Aus dem vorher Auseinandergesetzten geht hervor, daß die Grundlagen für die Berechnung der reinen Reflexzeit beim Menschen nur schwer zu gewinnen sind. Ehe wir endgültig den wahrscheinlichen Wert zu berechnen versuchen, müssen wir die Ergebnisse an Tieren vergleichen.

---

[1]) Berl. klin. Wochenschr. **58**, 380. 1921. Klin. Wochenschr. 1922 gibt derselbe Autor in einer weiteren Mitteilung 65 m/sek. an. (Anm. bei der Korrektur.)

Hierfür existieren genaue Angaben von W. A. Jolly[1]). Er gibt folgende Werte:

I. Geköpfte Katze (Decapitated cat preparation nach Sherrington).

Versuchs- tier Nr.	Latenz in σ	Nerven- strecke
1	6,2	16,5 cm
	8,6	16,5 ,,
	8,6	16,5 ,,
	8,3	16,5 ,,
2	9,5	19 ,,
	9,9	19 ,,
	10,0	19 ,,
3	11,0	20,5 ,,
	12,5	
4	6,9	16,0 ,,
	11,3	
5	9,4	18,5 ,,
6	7,5	18,5 ,,
7	8,3	22,5 ,,
8	12,4	19,5 ,,
9	10,5	22,0 ,,
10	7,5	20 ,,
	7,5	
	8,3	
11	6,8	19 ,,
	10	
	8,3	

II. Latenzen bei der Rückenmarks-Katze (Spinal cat).

Versuchs- tier Nr.	Latenz in σ	Nerven- strecke
1	5,6	18 cm
	7,4	
	6,7	
2	7,4	17 cm
	7,4	
	7,9	
	6,9	
	6,8	
	5,5	
	5,7	
	5,3	

[1]) Quart. Journ. of exp. physiol. **4**, 67. 1911.

Die Übereinstimmung mit den für den Masseterreflex beim Menschen von mir gegebenen Zahlen ist vollkommen.

Jolly rechnet die Nervenleitungszeit nach dem zu hohen Werte von Piper aus (120 m/sek.). Seine Schlußfolgerungen bedürfen daher einer Korrektur. Sehr wertvoll für unsere Beobachtungen sind seine Versuche über die Muskellatenz bei Warmblütern. Nach Abzug der (von mir nach Münnichs Messungen korrigierten) Leitungszeit von der Reizstelle zum Muskel ergibt sich durchschnittlich $M = 2,2\,\sigma$.

Jolly versucht nun auch die Latenz der sensiblen Nervenenden zu bestimmen. Er mißt den Beginn der negativen Schwankung im N. cruralis, die auf einen Schlag auf die Patellarsehne erfolgt.

Die Werte, zu denen er kommt, sind (neu korrigiert) sehr kurz, durchschnittlich $0,5-0,65\,\sigma$. Ich muß gestehen, daß mir diese Untersuchung, so verdienstlich sie an und für sich ist, nicht besonders viel Vertrauen einflößt, denn der Beginn der Reaktion des Nerven zeigt sich in einer sehr flachen Abhebung der Kurve von der Abszisse. Ich habe angenommen, daß die sensiblen Nervenendigungen momentan reagieren. Gegebenenfalls wäre also noch $0,5\,\sigma$ vom Gesamtwerte zu subtrahieren.

Wenden wir uns nun zu der Aufgabe, aus dem vorliegenden Rohmaterial zu einem Schlusse auf den Wert R zu kommen.

Sehr instruktiv ist eine Errechnung des Wertes aus den von F. A. Hoffmann gegebenen Werten für Z beim Achillessehnenreflex. Nehmen wir an, für die Übertragungszeit von Nerv auf Muskel (M) und der Latenz der sensiblen Endorgane (S) sei drei Sigma zu rechnen, so ergeben sich folgende Werte. Nach Münnich $N = 66$ m/sek. angenommen.

Normale.

Alter der Vp.	Länge des Reflexweges in cm	Rohe Reflexzeit	R in σ
11	139	26	2,0
11	144	22	— 3,0
39	179	36	+ 6,0
27	187	34	2,7
24	188	35	3,5
22	191	38	6,0
25	192	35	2,7

Alter der Vp.	Länge des Reflexweges in cm	Rohe Reflexzeit	R in σ
22	194	36	3,4
24	194	34	1,5
20	199	34	0,7
27	199	34	0,7
37	207	40	5,6
?	215	44	8,3

Neurastheniker.

Alter der Vp.	Länge des Reflexweges in cm	Rohe Reflexzeit	R in σ
20	220	44	7,6
27	154	29 l	2,6
		30 r	3,6
24	163	30 l.	2,3
		29 r.	1,3
31	171	34,4 l.	5,0
		37,6 r.	8,0
42	158	30	3,0
28	161	30	2,5
36	157	32	5,2
34	154	29	2,7
33	172	41	11,8
37	165	36	8,0
22	62	32	4,5
38	158	33	6,0
45	175	39	9,4
46	193	33	0,7
30	190	42	10,1
40	182	37	6,3
27	196	36	3,3
32	182	34,5	3,7
18	194	36	3,6
32	191	39	7,0

Durchschnittswert von R 4,5 σ.

Aus den S. 53 gegebenen Werten der Reflexe vom Tibialis in der Kniekehle aus, berechnet sich für R. Vp. H. 3,5, Vp. St. 6,5, Vp. G. 3,3 σ.

Dagegen geben die am Arm von Reizstellen, die weniger als 50 cm vom Rückenmark entfernt sind, gewonnenen Werte R. ca. $= 0$.

Aus dem Masseterversuche errechnet sich $Z = 7\,\sigma$, Leitungszeit 3 σ, Muskellatenz und sensibles Endorgan 3 σ, also R $= 1\,\sigma$.

Die Verschiedenheit der Werte würde bei der Schwierigkeit der genauen Feststellung der einzelnen Zahlen nicht so sehr ins Gewicht fallen, wenn sie nicht auf einen systematischen Fehler hinwiesen. Aber je größer die Nervenstrecke ist, die durchlaufen wird, um so größer erscheint bei den angenommenen Prinzipien der Berechnung von R der endliche Wert. Und das weist darauf hin, daß hier eine unrichtige Grundannahme vorliegt. Die Aufklärung dieser kann hier nicht gegeben werden.

Die an Tieren von Jolly gewonnenen Resultate ordnen sich zwanglos ein. Berechnet man mit dem Werte von Münnich R, so erhält man nur sehr kleine Werte von ca. ein Sigma. Also auch hier sind kurze Nervenstrecken mit kleinem R verbunden.

Im ganzen kommen wir zu dem Resultat, daß in diesen Messungen noch nicht genügende Genauigkeit gewonnen ist. Es ist sehr wahrscheinlich, daß R ein Wert ist, der um ein Sigma herum liegt. Er ist jedenfalls nicht größer als die Übertragungszeit von Nerv zu Muskel. Bekanntermaßen ist die „Nerv-Muskelsynapse" oft mit der im Zentralnervensystem verglichen worden. Wir können sagen, daß die Synapse, durch die die Sehnenreflexe geleitet werden, ähnliche Verhältnisse bieten wird wie diese, die Leitungszeit ist vielleicht in dieser letzteren noch kürzer. Das ist deswegen nicht sehr auffällig, weil bei der Nerv-Muskelsynapse die Erregung von einem Gewebe mit schnellerer Aktion in ein solches von langsamerer Aktion übergehen muß. Im Rückenmark arbeiten die beiden Neurone, so viel wir uns jetzt vorstellen, gleich schnell, und es ist dadurch die Übertragung leichter.

Dazu tritt noch die wichtige Eigenschaft, daß die Übertragungszeit bei ein und derselben Vp. völlig konstant ist und nicht mit der Stärke des Reizes wechselt. Bahnung und Hemmung ändern den Wert Z nicht. Es mag der Erfolg noch so gering oder groß sein, immer erhalten wir die gleiche Zahl.

Die Übertragungszeit der Eigenreflexe im Rückenmark ist also eine ganz ungewöhnlich kurze Reaktion. Vergleichen wir sie mit der Übertragung anderer Reflexe, so finden wir, daß diese sämtlich viel längere Zeit erfordern. Die Synapse der Eigen-Reflexe hat also eine Sonderstellung. Wenn wir uns die Reflexleitung allgemein als eine Kette von Synapsen vorstellen, so müssen wir uns denken, daß hier jedenfalls nur eine Synapse durchschritten werden muß. Es wird also die Erregung direkt vom sensiblen auf das motorische Neuron übertragen ohne Zwischenschaltung eines dritten.

V. Zusammenstellung der Beweise für die tatsächlich reflektorische Natur der Sehnenphänomene.

Vielen wird diese Zusammenstellung ganz überflüssig erscheinen, weil ja schon längst erwiesen sei, daß es sich um wirkliche Reflexe handle, aber hier und da finden wir doch noch den Zweifel auftauchen. Dies kommt sicherlich daher, daß nirgends die Beweise zusammengestellt sind.

1. Nach Zerstörung des Rückenmarks verschwinden die Sehnenreflexe.
2. Sie verschwinden nach Durchtrennung der vorderen Wurzeln.
3. Sie verschwinden nach Durchtrennung der hinteren Wurzeln.
4. Sie verschwinden nach Durchtrennung des zuführenden Nerven an beliebiger Stelle.
5. Sie verschwinden in tiefer Narkose.
6. Sie verschwinden, wenn man die sensiblen oder motorischen Nervenenden im Muskel durch Novocain lähmt.
7. Die Reflexzeit steht in klarer Beziehung zu der durchlaufenen Nervenstrecke. Man kann aus der Reflexzeit einen Wert für die Nervenleitungsgeschwindigkeit berechnen, der den auf anderen Wegen gewonnenen entspricht [1].
8. Die Form der elektrischen Stromkurve bei einem auf Momentanreiz einsetzenden Reflex entspricht in allen Einzelheiten der, die man erhält, wenn man den motorischen Nerven reizt, also kommt die Erregung vom Nerven her [2].
9. Das Ablaufen jedes Reflexes steht in inniger Beziehung zu der Tätigkeit der Vorderhornganglienzellen [3].
10. Es ist möglich, eine willkürliche Kontraktion durch entsprechenden sensiblen Reiz so zu beeinflussen, daß sie aus lauter Reflexen besteht [4].

VI. Bahnung und Hemmung.

a) Bahnung.

Es ist allgemein bekannt, daß die Eigenreflexe in ihrer Stärke bei ein und demselben Individuum weitgehend variieren können.

---

[1] P. Hoffmann, Arch. f. Physiol. **1910**, S. 223.
[2] P. Hoffmann, a. a. O.
[3] P. Hoffmann, Zeitschr. f. Biol. **68**, 351. 1918.
[4] P. Hoffmann daselbst und Zeitschr. f. Biol. **70**, 515. 1920.

Wir werden also von vornherein annehmen, daß sie bahnenden und hemmenden Einflüssen unterworfen sind. Wenn auch sehr viel über Bahnung und Hemmung der Eigenreflexe geschrieben ist, so sind doch die wirklich klaren, experimentellen Resultate nicht sehr zahlreich.

Nach Sherringtons und Sternbergs Versuchen wissen wir, daß Reizung gleichseitiger Nerven die Eigenreflexe hemmt (s. Abb. 20). Dieses Ergebnis ist vollkommen klar. Nach der Enthirnung befindet sich die Muskulatur in einer schwachen tetanischen Erregung (sog. Tonus). Sobald man die Nerven der gleichen Seite

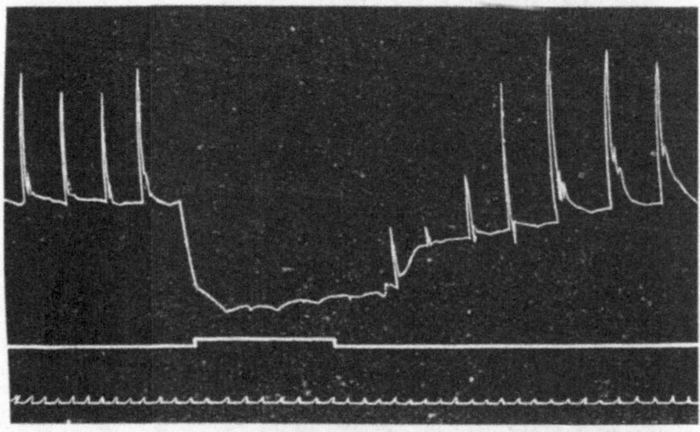

Abb. 20. Hemmung des Patellarreflexes durch Reizung eines Nerven des gleichen Beines nach Sherrington. Oben Reflexkurve, darunter Reizsignal (Reiz am N. ischiadicus). Unten Zeit in Sekunden. Bei Eintreten des Reizes sowohl Abfall des Tonus wie Verminderung der Reflexe.

reizt (Peroneus z. B.), so läßt dieser Tonus nach und die Eigen-Reflexe vermindern sich, ja sie schwinden ganz. Nicht ganz so einfach liegen die Dinge, wenn man einen Nerven der Gegenseite reizt. Dann erhält man eine Vermehrung des Tonus, das Knie wird gestreckt. Ist die Vermehrung der Kontraktion mäßig, so erkennt man, daß die Eigenreflexe intensiv sind, ist die Summation sehr stark, und wird das Knie stark gestreckt, so werden die Reflexe wieder kleiner und gehen schließlich in der kraftvollen Kontraktion fast ganz unter (s. Abb. 21). Es scheint hiernach eine mittlere Innervation für die Eigenreflexe besonders günstig zu sein sowohl bei völligem Nachlassen derselben, wie bei intensiver Steigerung sind sie vermindert. Wir werden sehen, daß Verfasser auf Grund seiner Versuche mit Untersuchung der Aktionsströme dies Verhalten nur für ein scheinbares ansieht.

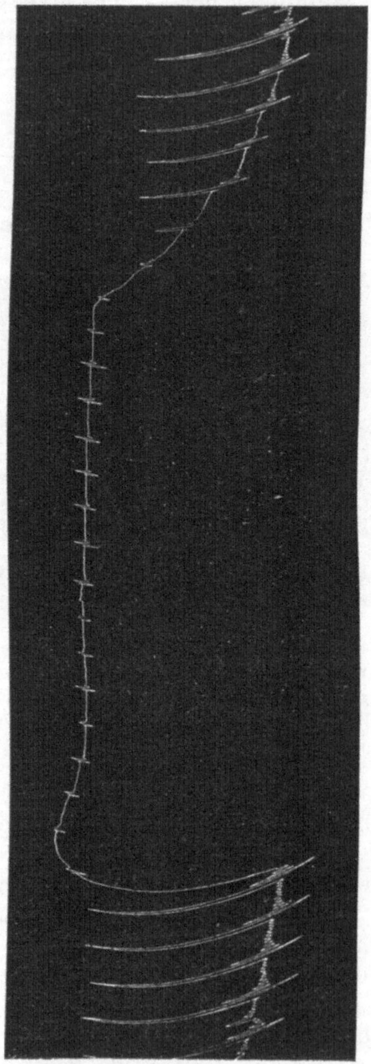

Abb. 21. Schreibung der mechanischen Bewegung des Unterschenkels der dezerebrierten Katze. Links werden eine Reihe Patellarreflexe ausgelöst, die sämtlich klonisch sind, dann wird der Ischiadikus der Gegenseite gereizt, wodurch eine intensive Streckung des Knies zustande kommt. Während dieser sind die Patellarreflexe vermindert. Nach Ende der Reizung geht das Knie wieder in Beugestellung und der Patellarreflex erhält wieder seine frühere Größe.

Im Tierexperiment läßt sich leicht erweisen, daß CO_2-Überladung des Blutes Steigerung der Erregbarkeit des Reflexbogens der Eigen-

Reflexe hervorbringt. Bei der enthirnten Katze ist der gewöhnliche Patellarreflex meist angedeutet klonisch, insofern auf die erste Zuckung noch drei oder vier immer kleiner werdende folgen. Klemmt man einem so vorbereiteten Tier die Trachealkanüle ab, so erhält man einen Patellarklonus, der beliebig lange maschinenmäßig fortläuft. Läßt man das Tier frei atmen, so stellt sich schnell der erste Zustand wieder her.

Parallele Versuche und Ergebnisse sind beim Menschen bisher nicht beschrieben. Reizung der gleichseitigen und kontralateralen Nerven hat nach Versuchen, die ich an mehreren Versuchspersonen anstellte, keinen Effekt. Man muß bedenken, daß es sich in den Tierversuchen offenbar um stark schmerzhafte Reize handelt. Auch ist beim Menschen das Großhirn so stark überwiegend, daß reflektorische Einflüsse dieser Art wenig in Betracht kommen. Man kann ja die charakteristischen Reflexe der enthirnten Katze beim Menschen nur dann sichtbar machen, wenn das Großhirn, wenigstens teilweise, ausgeschaltet ist [1]).

Beim Menschen gilt als sicheres Mittel die Eigenreflexe zu verstärken der „Jendrassiksche Handgriff", d. h. die gleichzeitige Kontraktion einer großen entfernten Muskelgruppe. Über die Wirkung kann kein Zweifel sein, aber jeder Neurolog hat fast seine spezielle Methode. Der eine läßt zählen, der andere rechnen, der dritte schwört auf das Husten. Während also Ablenkung der Aufmerksamkeit und Kontraktion einer entfernten Muskelgruppe bahnt, wird allgemein angegeben, daß Kontraktion der Muskeln, in denen der Reflex ausgelöst werden soll, hemmt. Sternberg schreibt darüber in seiner Monographie S. 84: „Es ist das eine alltäglich zu beobachtende Tatsache, man hat oft ziemliche Mühe, die Leute zu veranlassen, nicht zu spannen." Sternberg fragt sich nun, warum die Reflexe nicht auslösbar seien und schließt auf eine Hemmung des Reflexes, die gleichzeitig mit der willkürlichen Innervation ins Rückenmark läuft. „Warum fehlen bei einer solchen Muskelkontraktion die Sehnenreflexe? Man pflegt sich damit zu begnügen, es selbstverständlich zu finden, daß ein Muskel, der schon einmal kontrahiert ist, nicht auf einen Reflexreiz mit einer Kontraktion antworten kann. Diese Erklärung wäre aber nur dann ausreichend, wenn alle Fasern des Muskels, und zwar maximal, kontrahiert wären. Beides ist aber nicht der Fall. Die

---

[1]) Siehe A. Böhme, Dtsch. Arch. f. klin. Med. **121**, 129. 1916.

nicht kontrahierten Fasern könnten daher nach den Untersuchungen von **Gad** ganz wohl sich an einem Reflex beteiligen, und selbst in den kontrahierten könnte Superposition der Zuckungen ein-

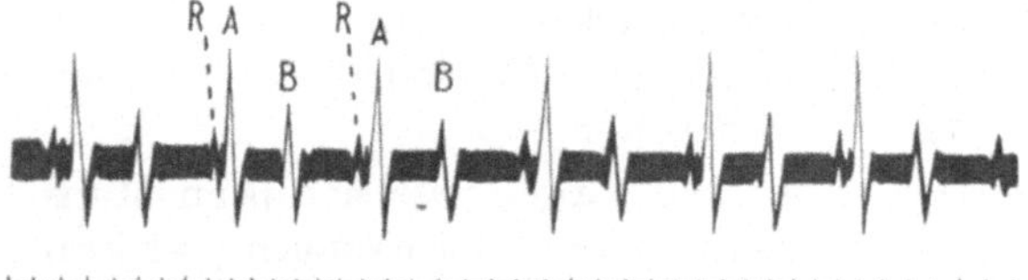

Abb. 22. Reflexreihe in den Fußstreckern bei Reizung des **N. tibialis** in der Kniekehle mit Induktionsschlägen. Schlaffe Haltung des Muskels. R Reizeinbruch, A die erste (indirekte) Zuckung des Muskels, B die reflektorische, unten Zeit in $^1/_{100}$ Sekunde.

treten. Das Fehlen der Sehnenreflexe muß daher einen zentralen Grund haben. Dieser liegt offenbar in einer Hemmung des Reflexes, welche gleichzeitig mit jener zerebralen Innervation für den Muskel ins Rückenmark gesendet wird."

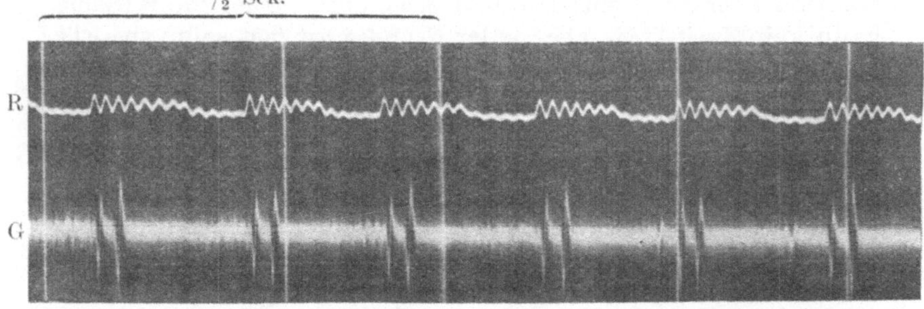

Abb. 23. Dasselbe wie Abb. 18, nur bei viel langsamerem Gang des Registrierers aufgezeichnet. R und G wie dort, die Zeit wird durch eine Franksche Uhr geschrieben. Empfindlichkeit 6 mm $= ^1/_{100}$ V.

Verfasser hat mit moderner Methodik die gleiche Frage nochmals behandelt und konnte feststellen, daß die bisher geltende Ansicht von der Wirkung der gleichzeitigen willkürlichen Innervation völlig irrig ist.

Über das Zustandekommen dieser Ansicht, die auf unbestreitbar richtiger Beobachtung beruht, und die Aufklärung dieser Beobachtungen werde ich später zu sprechen haben. Zuerst werde ich über meine Ergebnisse berichten [1]).

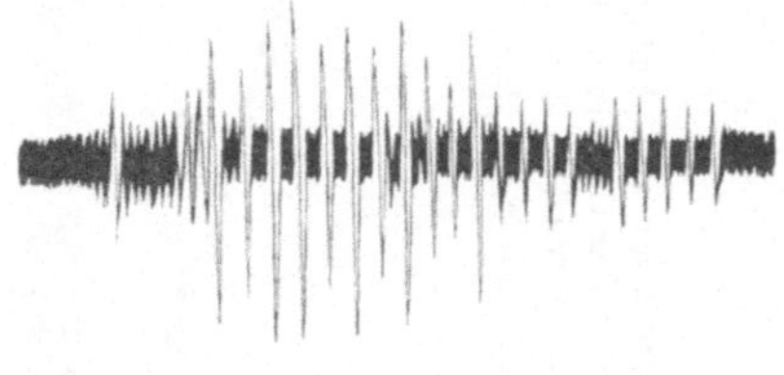

Abb. 24. Bahnung der Reflexe durch gleichzeitige Kontraktion der Fuß-strecker bis zu einem solchen Grade, daß die willkürliche Erregung aus lauter Reflexen besteht. 40 Reize in der Sekunde. Unten Reizfrequenz. Von dem Effekt A ist in der Kurve nichts zu sehen, die den Reflex erzeugenden Ströme sind so schwach, daß die indirekte Erregung des Muskels sich in der Kurve nicht anzeigt. Die Bahnung erfolgt dadurch, daß die Vp. sich einmal auf die Fußspitze erhebt.

Nur die elektrische Untersuchung kann Aufschluß geben über die einzelnen vom Rückenmark dem Muskel zufließenden

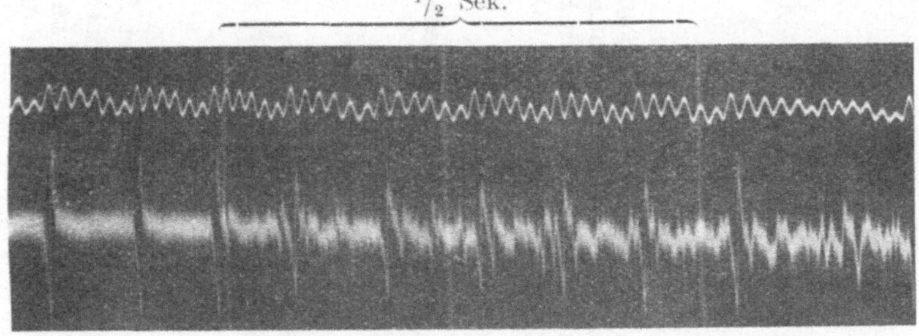

Abb. 25. Reflexe der Medianusmuskulatur. Diese sind am linken Ende der Kurve bei sehr schwacher Kontraktion sehr schwach, mit anschwellender Innervation sind sie recht erheblich. Man beachte den geringeren Abstand des Reflexes (B) von (A). $6\,\text{mm} = {}^1/_{100}$ Volt.

Impulse, also muß bei den entscheidenden Versuchen diese an-gewandt werden. Der Reflex fällt je nach der Spannung der Sehne sehr verschieden aus. Einen bei gespanntem und ungespanntem Muskel gleich bleibenden Reflexreiz kann man nur durch faradische

[1]) P. Hoffmann, Zeitschr. f. Biol. **63**. 1918.

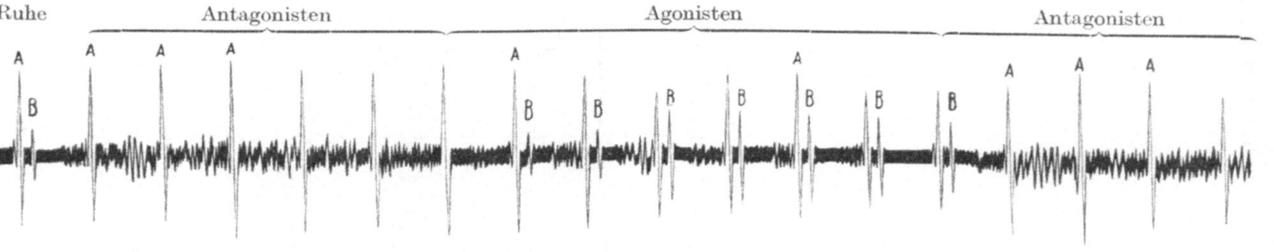

Abb. 26. Bahnung und Hemmung der Eigenreflexe in den Fußstreckern durch Innervation dieser oder der Antagonisten. Etwa alle $^1/_8$ Sekunden trifft den N. tibialis ein Induktionsschlag. In Ruhe folgt auf diesen stets in bestimmtem Abstande der Ausschlag B. Werden die Antagonisten kontrahiert, so fällt B aus. Bei Kontraktion der Agonisten wird es sehr deutlich. A schwankt auch in der Größe, dies ist bedeutungslos. Unten Zeit in $^1/_{10}$ Sekunden (von l. nach r. zu lesen).

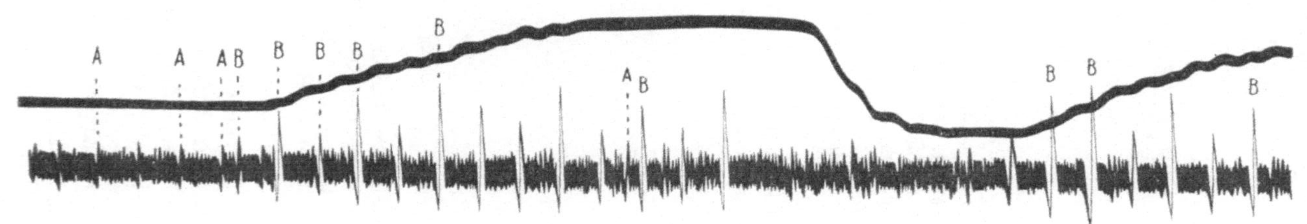

Abb. 27. Reflexversuch an den Fußstreckern mit gleichzeitiger Aufzeichnung der Bewegung. Der in einem Schuh befestigte Fuß drückt gegen einen sich biegenden Stab und entwickelt dabei eine Kraft von 50 kg. Die Biegung des Stabes ist durch einen Hebel übertragen und als obere Kurve gezeichnet, die unterste Kurve markiert die Reizmomente. 1 Sekunde gleich 84 mm. Man erkennt in der Kurve die indirekten Zuckungen A. Sobald die Kontraktion beginnt, werden die Reflexe sehr deutlich und übertreffen an Größe A so vollkommen, daß dies ganz zurücktritt. Im Momente des Aufhörens der Innervation verschwindet B.

Reizung des Nerven erzielen. Ich wandte diese Methode zuerst bei den Fußstreckern an und konnte bemerken, daß bei gewöhnlicher schlaffer Haltung diese Muskelgruppe deutliche Reflexe zeigt (Abb. 22), kontrahierte ich aber während der Reizung die Ant-

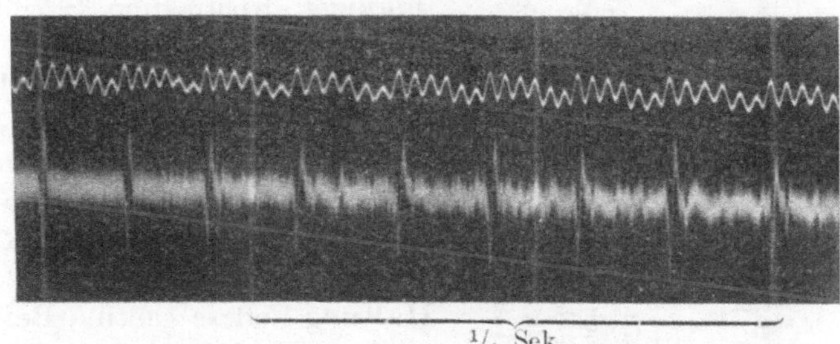

Abb. 28. Dasselbe wie Abb. 25, nur ist die Innervation und damit die Reflexe schwächer. 6 mm = $^1/_{100}$ V.

agonisten, so fiel der Reflex aus (Abb. 26). Dies wäre an und für sich noch nicht so überraschend gewesen. Als ich aber die Fußstrecker während des Reflexreizes kontrahierte, steigerte sich die Größe der Reflexe enorm. Der auslösende Reiz konnte immer

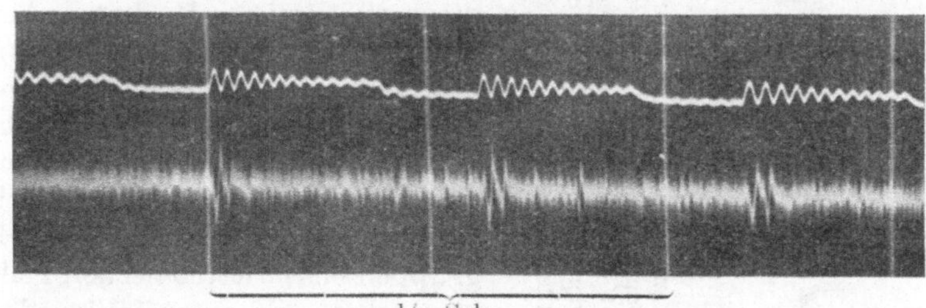

Abb. 29. Ebenfalls Reflexe im Medianusgebiet. Die Reize sind wesentlich schwächer als in Abb. 25 u. 28. Deshalb ist A viel kleiner. Die Reflexe treten besonders deutlich hervor. Es wird also B nicht proportional, A größer. 6 mm = $^1/_{100}$ V.

schwächer gemacht werden, schließlich so schwach, daß durch ihn gar keine (indirekte) Zuckung mehr ausgelöst wurde. Es erfolgt also auf den Reiz eine Zuckung, dies ist aber eine reflektorische, wie die Messung der Latenz sofort ergibt (s. Abb. 27). Die willkürliche Kontraktion ergab also durchaus keine Hemmung, sondern

5*

vielmehr eine intensive **Bahnung** des Reflexes. Und zwar war die Bahnung um so stärker, je stärker die Kontraktion ist. Es verhält sich die Reflexerregbarkeit nicht so, daß ein gewisses Optimum bei mäßiger Kontraktion vorhanden wäre.

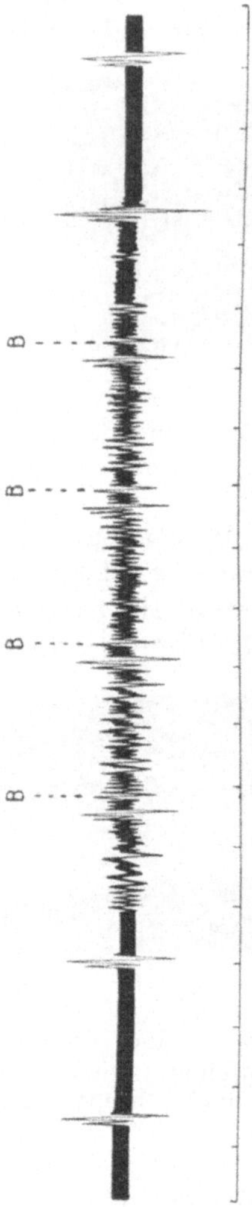

Ich prüfte nun dieses Verhalten bei den Muskelgruppen durch, die sich für eine solche Untersuchung eignen. Es ergab sich, daß bei elektrischer Auslösung der Reflexe nur die Fußstrecker bei schlaffer Haltung Reflexe geben. Bei allen übrigen Muskeln muß immer erst eine gewisse Bahnung durch Kontraktion vorhanden sein, bis es zum Reflexe kommt. Der Versuch der Hemmung der Reflexe durch Kontraktion der Antagonisten kann beim Menschen nur an den Fußstreckern angestellt werden, da dies die einzigen Muskeln sind, die eine so hohe Reflexerregbarkeit zeigen, daß sie auch bei ganz schlaffer Haltung Reflexe auf elektrischem Wege auszulösen gestatten.

Die der Untersuchung sich günstig darbietenden Muskelgruppen sind im methodischen Teile angegeben. Es ist auffällig, daß der Versuch gerade beim Quadrizeps verhältnismäßig schlecht gelingt. Hier ist der Reflex am besten im Stehen mit nicht zu starken Reizen auszulösen. Es ist bei dem Versuch selbstverständlich von Wichtigkeit, daß man die im Muskelnerven verlaufenden sensiblen Fasern wirklich trifft. Der N. femoralis wird an der Reizstelle durch das Zusammentreten einer Reihe von Nervenästen gebildet. Es ist kaum anzunehmen, daß alle diese gleich

Abb. 30. Reflexe in der vom N. peroneus innervierten Muskulatur bei gleichzeitiger Kontraktion derselben. Die Dauer der Kontraktion ist durch die oszillatorischen Aktionsströme markiert, unten Zeit in $^1/_{10}$ Sekunde. Vor der Erregung A befindet sich ein deutlicher Reizeinbruch. Man erkennt, daß in den Fußbeugern bei schlaffer Haltung keine Reflexe zu erzielen sind. Sobald aber die willkürliche Innervation beginnt, werden sie deutlich.

viel sensible Fasern führen. Bei der Reizung werden vielleicht nur wenige dieser getroffen, so daß der Effekt ein recht unregelmäßiger ist.

Auf die angegebene Weise läßt sich die Zunahme der Reflexerregbarkeit mit der willkürlichen Kontraktion bei folgenden Muskelgruppen finden.

Arm: Bizeps, Trizeps, vom Medianus, Radialis und Ulnaris innervierte Muskulatur des Unterarms (s. Abb. 25, 28, 29). Bein: Quadrizeps, Fußbeuger, Fußstrecker, kurze Zehenbeuger des Fußes. Die Erscheinung ist also so verbreitet, daß ich nicht anstehe, sie für eine allgemeine Eigenschaft unseres Bewegungsapparates zu erklären.

Das Ausmaß der Bahnung ist ein sehr großes. Es kann durch Kontraktion die Stärke des Reflexes auf das Vielfache hinaufgetrieben werden. In dem Abschnitte über die refraktäre Periode wird gezeigt werden, daß auch diese durch die Bahnung intensiv beeinflußt wird, was besonders wichtig erscheint.

Es ist nun in ganz entsprechender Weise möglich, auch bei mechanischem Reiz die Reflexsteigerung nachzuweisen, wenn man sich des im methodischen Teile beschriebenen Vibrationsverfahrens bedient. Bei diesem ist allerdings der Einwurf möglich, daß die Spannung der Sehne eine wesentliche Rolle für das Zustandekommen der Reflexe habe, deshalb ist die elektrische Auslösung eleganter.

Läßt man die Vp. mit dem Fuß oder der Hand kräftig auf den vibrierenden Stab drücken, so gewinnt die Innervation insofern Regelmäßigkeit, als für jede Vibration ein Reflex entsteht. Man kann auf diese Weise willkürliche Innervationen beliebiger Frequenz bis weit über 100 p. sek. erzeugen (s. Abb. 31). Es entsteht keine ganz regelmäßige Reflexreihe, vielmehr findet ein leichtes Schwanken statt. Aber man kann immer deutlich nachweisen, daß für jede Vibration ein Aktionsstrom entsteht. Ohne Vibration sind die Aktionsströme, wie bekannt, sehr unregelmäßig, nur bei einzelnen Vpp. zeigen sie unter günstigen Umständen den von Piper beschriebenen Rhythmus von 50 in der Sekunde [1]).

Ich habe auf Grund meiner Versuche die Regel ausgesprochen, daß die Eigenreflexe mit der willkürlichen Erregung gekoppelt

---

[1]) H. Piper, Elektrophysiologie menschlicher Muskeln. Springer, Berlin 1912.

sind. Dabei setze ich voraus, daß die geringsten Grade der willkürlichen Erregung das darstellen, was wir den physiologischen
Muskeltonus bezeichnen. Dies wird zwar heftigen Widerspruch
bei vielen hervorrufen, aber mir erscheint das Gegenteil nicht
erwiesen [1]. Erst durch willkürliche Kontraktion der Antagonisten
wird dieser „Tonus" ganz aufgehoben. Erst dann fällt bei den
Fußstreckern, bei denen die Reflexerregbarkeit besonders groß
ist, der Reflex aus. Der Reflexbogen ist vollständig undurchgängig
geworden, mögen die angewandten Reize noch so intensiv sein.
Mit zunehmender Kontraktion nehmen die Reflexe an Intensität
zu und erreichen mit dieser ein Maximum.

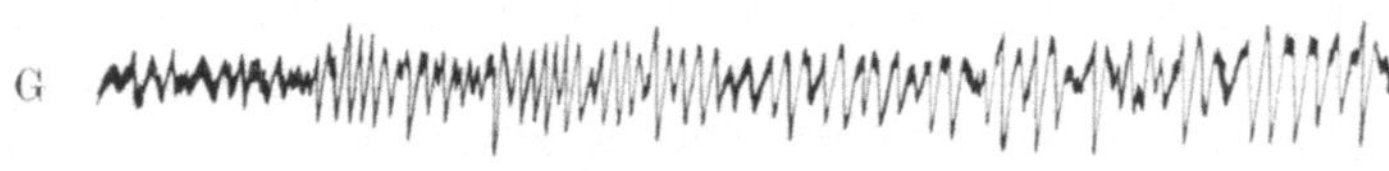

Abb. 31. V. = Vibrationsmarkierung. G. = Galvanometerkurve. Z. = Zeit
in ¹/₅ Sek.
Neurastheniker, drückt mit der Hand auf den Stab des Vibrationsapparats.
Sobald die Vibrationen beginnen, verändert sich das Bild der Innervation.
Die Oszillationen werden mit den Vibrationen synchron. Man beachte, daß
die Vibrationen nicht regelmäßig erfolgen, sondern in ihrem Rhythmus
ständig schwanken und daß der Muskel sich dem völlig anpaßt.

Wir können also (wenigstens bei den Fußstreckern) den Kon-
traktionszustand der Antagonisten an der Reflexerregbarkeit der
Agonisten erkennen. Schließlich ist es auch möglich, von der
Reflexerregbarkeit auf die Erregung zu schließen, wenn diese so
gering ist, daß sie nicht deutlich wird. Es ist auf diese Weise
möglich, das Gesetz der antagonistischen Innervation beim
Menschen zu prüfen, wie es Bethe [2] an nach Sauerbruch
operierten Patienten tat. Bethe kam zu einem eindeutig positiven
Resultat im Sinne der Sherringtonschen Auffassung. Kontraktion
der Agonisten bewirkte Nachlassen des Tonus der Antagonisten.

---

[1] Siehe P. Hoffmann, Zeitschr. f. Biol. **73**, 247. 1921. K. Hansen,
P. Hoffmann, V. v. Weizsäcker, Zeitschr. f. Biol. **75**, S. 121. 1922.
[2] Bethe, Münch. med. Wochenschr. 1916. S. 45.

Gegen das Bethesche Resultat hat J. Pfahl[1]) Einwürfe erhoben, die ebenfalls auf Versuchen an Kranken beruhen. Wenn man die Reflexerregbarkeit als Indikator für den Muskeltonus nimmt,

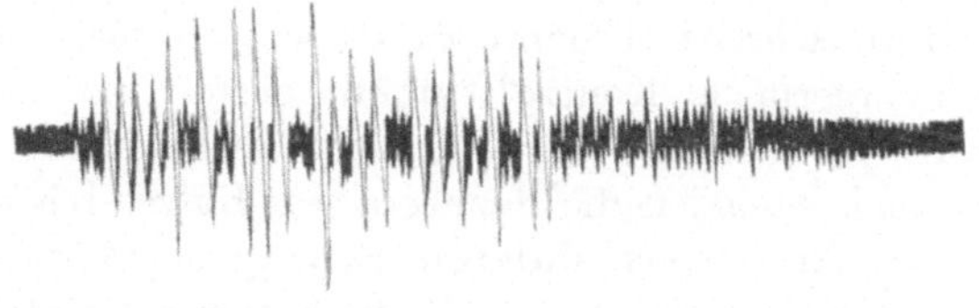

Abb. 32. Willkürliche Kontraktion mit gleichzeitigem Reflexreiz von 70 pro Sekunde. Unten Reizmarkierung.

so kann an der Richtigkeit des Betheschen Ergebnisses gar kein Zweifel sein. Kontraktion der Fußbeuger hebt prompt in den Fußstreckern die Eigenreflexe auf[2]). Wenn ich sage, daß die

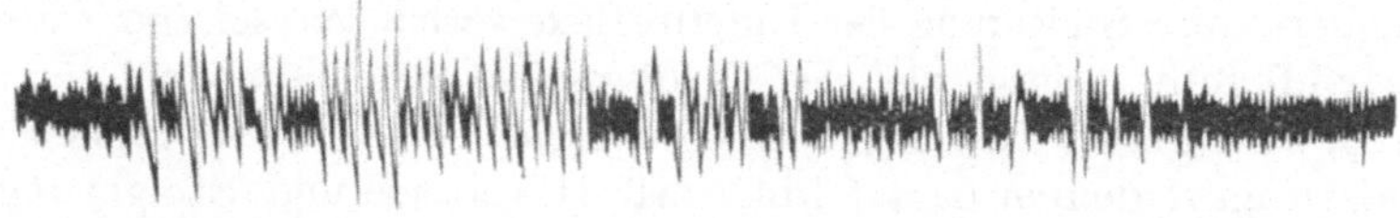

Abb. 33. Willkürliche Kontraktion mit gleichzeitigem Reflexreiz von 100 pro Sekunde. Unten ist jeder 10. Reiz gezeichnet. Man erkennt aus Abb. 32 und 33 besonders leicht, wie man durch sensible Wirkung die motorische Funktion umändern kann.

Reflexerregbarkeit mit der willkürlichen Innervation gekoppelt sei, so sage ich damit noch mehr, als daß sie sich parallel verhalte. Es wäre ja an und für sich möglich, daß die Erregbarkeitssteigerung durch die Spannungszunahme im Muskel zustande käme, also auf reflektorischem Wege. Davon kann aber keine Rede sein. Es handelt sich um einen rein zentralen Vorgang. Die Erregung der Vorderhornganglien bewirkt gleichzeitig mit der Aussendung

---

[1]) J. Pfahl, Pflügers Arch. f. d. ges. Physiol. **188**, 299. 1921.

[2]) Man muß sich die antagonistische Innervation nicht so vorstellen, als sei es uns unmöglich, Agonisten und Antagonisten zugleich zu kontrahieren. Davon ist natürlich keine Rede. Wenn wir den Arm in einer Stellung zu fixieren wünschen, so kontrahieren wir die beiden Muskelgruppen zugleich. Sobald wir aber eine Bewegung kraftvoll ausführen, so tritt völlig die antagonistische Innervationsart ein.

der nervösen Impulse für den Muskel die Reflexbahnung. Diese
tritt ohne Latenz ein, sofort mit der Erregung; käme sie erst auf
reflektorischem Wege durch die Spannung der Sehne zustande,
so würde eine Latenz nachweisbar sein.

Es ist nun sehr naheliegend zu fragen, ob auch fremdreflek-
torisch hervorgerufene Kontraktionen, ebenso wie die Willkür-
kontraktion eine Bahnung der Eigenreflexe bewirken. Zum Versuch bietet sich besonders die dezerebrierte Katze. Ich kann durch
Reizung eines Nerven der anderen Seite prompte Streckung des
Beines hervorrufen. In den so zur Kontraktion angeregten Muskeln
ist der Eigenreflex ebenfalls erhöht. Man kann dies in zweierlei
Art beweisen. Einmal durch den Vibrationsversuch — und ferner
bei Auslösung des Reflexes durch Nervenreiz[1]). Es ist also nicht
eine spezielle Eigenschaft der willkürlichen Erregung, die Reflexbahnung hervorzurufen, sondern ein im Rückenmark allein ablaufender Vorgang kann es ebenso. Würde man hieraus den
Schluß ziehen, daß mit jeder Art der Erregung der Vorderhornganglien eine Steigerung der Eigenreflexe verbunden sei, so wäre
das vielleicht richtig, aber es muß meines Erachtens doch erst
der Beweis geführt werden, daß es wirklich so ist. Pathologische
Erfahrungen deuten darauf hin, daß Hypertonie und Steigerung
der Eigenreflexe nicht immer parallel gehen.

Wenn wir hier gesehen haben, daß gerade im willkürlich und
reflektorisch erregten Muskel die Eigenreflexe stark gesteigert
sind, so ist der Gegensatz gegen die herrschende Anschauung ein
denkbar großer. Die auf Grund der elektrophysiologischen Versuche gewonnenen Resultate widersprechen in allen Einzelheiten
der klinischen Erfahrung. Woraus erklärt sich dieser Konflikt?

Einmal dadurch, daß sich in einer vorhandenen Kontraktion
ein Reflexstoß, der bei der gewöhnlichen Art der Auslösung eine
Einzelzuckung darstellen würde, gar nicht deutlich markiert.
Der Muskel erhält in der Sekunde 100 und mehr Erregungsstöße.
Es wird nicht sehr bedeutungsvoll sein, wenn hierzu noch ein weiterer
tritt, selbst wenn er verhältnismäßig groß ist.

Ferner: Die Spannung der Sehne bei der Kontraktion erschwert
die Auslösung des Reflexes entschieden. Denn der Zuwachs an
Spannung im Muskel ist es, der den Reflex auslöst. Bei gleich-

---

[1]) Dies ist, so einfach das Prinzip aussieht, ein schwieriger Versuch.
Man muß mit Mißerfolgen rechnen. Der Versuch am Menschen ist ungleich
bequemer.

bleibender Spannung, mag sie noch so groß sein, sehen wir nichts von einem klonischen Reflex.

Schließlich ist das „Spannen" der Patienten, das vor der Reflexuntersuchung gelöst werden muß, stets auch ein Spannen der Antagonisten. Und daß dies imstande ist, die Reflexerregbarkeit zu vermindern, haben wir eben gesehen.

Es ist also in Wahrheit der Widerspruch keineswegs so übermäßig, es handelt sich mehr um zufällige Bedingungen der Auslösung der „Sehnenreflexe".

Wenn wir uns nun in das Gebiet der Bahnungen begeben, die irgendwelche andere Tätigkeiten unseres Zentralnervensystems auf die Eigenreflexe ausüben, so kommen wir sofort ins Uferlose. Es ist fast jede erdenkliche geistige und körperliche Tätigkeit angegeben worden, die bahnend wirken kann. Sinnesreize, Muskelkontraktionen, Husten, Schlucken, Lesen, Zählen, Rechnen[1]). Jeder Untersucher hat seine Methode, an die er gewöhnt ist und die er mit Recht über alle anderen stellt. Mit ihr erhält er erfahrungsgemäß gute Resultate. Wie läßt sich diese Fülle von Beeinflussungen physiologisch begreifen? Einmal wird durch solche Ergebnisse erwiesen, daß unsere körperlichen und psychischen Tätigkeiten nicht in dem Bezirk des Zentralnervensystems beschränkt bleiben, der notwendigerweise mitarbeiten muß. Da wir wissen, daß auch der Muskeltonus von solchen Erregungen beeinflußt wird, so liegt es nahe anzunehmen, daß unmerkliche Verstärkung des Tonus in solchem Falle zu den Muskeln fließt. Der Tonus selbst bleibt uns unbemerkt, nur an der Verstärkung der Sehnenreflexe können wir ihn erkennen. Das Übergreifen einer kräftigen willkürlichen Innervation auf eine andere Muskelgruppe ist nach den heutigen Vorstellungen von der myostatischen Funktion unserer Skelettmuskeln sehr begreiflich. Mit Hilfe des Telephonverstärkers wird sich diese Hypothese erweisen oder widerlegen lassen.

Es ist ersichtlich, daß bei einer derartigen Auffassung die vielseitigen spinalen, subkortikalen und kortikalen Bahnungen zu einem sehr einfachen Schema zusammenschrumpfen: Kommen beim Normalen Veränderungen der Eigenreflexe vor, so sind sie bedingt durch minimale Innervationen, die den Muskeln zufließen. Daß daneben die Entspannung der Antagonisten wirkt, ist ganz

---

[1]) W. P. Lombard, Americ. Journ. of psychol. Okt. 1887. Bowditch und Warren, Journ. of physiol. 11, 25. 1890.

sicher. Wenn wir nun fragen, warum bei diesen unwillkürlichen
bahnenden Einflüssen gerade immer die Agonisten ergriffen werden
und nicht die Antagonisten, so können wir antworten, daß dies
an der verschiedenen Reflexerregbarkeit der beiden Muskelgruppen
liegt. Wir sehen nämlich, daß die einzelnen Muskeln unseres Körpers
hinsichtlich der Erregbarkeit der Eigenreflexe different sind, so
sind die Fußstrecker die erregbarsten, die Fußbeuger sind es sehr
viel weniger[1]).

b) Hemmung.

Es ist schon im vorigen Abschnitte betont worden, daß Kontraktion der Antagonisten die Eigenreflexe aufhebt. Wenn wir
das aufgestellte Schema annehmen, daß völlige Aufhebung des Muskeltonus auch die Eigenreflexe aufhebt, so ist diese Hemmung damit
ebenfalls eingeordnet, ja sie ist ein Postulat.

Es tritt uns aber nun noch eine weitere Hemmungserscheinung beim
Ablauf der Eigenreflexe entgegen. Lösen wir während schwacher willkürlicher Kontraktion der Fußstrecker Achillesreflexe aus, so finden
wir, daß nach dem Ablaufe des Reflexes die

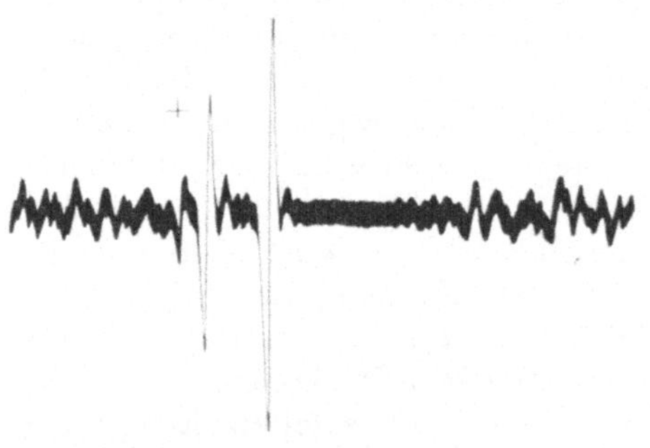

Abb. 34. Während kräftiger Kontraktion
der Fußbeuger wird durch Induktionsschlag
auf den N. peroneus ein Reflex ausgelöst
(bei +). Es erfolgen die Erregungen A
und B, nach B tritt eine deutliche Hemmung ein, die ca. $^1/_{10}$ Sekunde dauert.
Zeit 190 mm = 1 Sek.
Empfindlichkeit 1,5 mm = $^1/_{1000}$ V.

willkürliche Erregung ca. $^1/_{10}$ Sekunde lang gehemmt ist (Abb. 35).
Es ließ sich nachweisen, daß die Hemmungserscheinung keineswegs auf die Fußstrecker beschränkt ist. Sie konnte von
mir ebenso im Quadriceps femoris und in der vom Medianus
innervierten Muskulatur des Vorderarms gefunden werden. Da
wir aus den Versuchen von Sherrington[2]) und Sternberg

---

[1]) Hoffmann, Zeitschr. f. Biol. **75**. 1922.
[2]) C. S. Sherrington, Proc. of the roy. soc. of London B **76**, 160.
1905. The int. action etc. 63 ff.

wissen, daß Reizung der Nerven der gleichen Seite die Eigenreflexe hemmt, so lag von vornherein die Möglichkeit vor, daß
es sich um ein derartiges Phänomen handle[1]). Die Prüfung ließ
sich am Menschen leicht durchführen. War der sensible Reiz
das Wesentliche, so mußte Peroneusreizung auf die willkürliche
Innervation der Tibialismuskulatur, Tibialisreizung auf die Innervation der Peroneusmuskulatur ebenso wirken, wie der Reflexreiz. Aber davon ist keine Rede. In beiden Fällen erhält man
gar keinen Effekt. Man erhält nur dann diese Hemmung, wenn
ein Eigenreflex vorhergegangen ist. Die Intensität der Hemmung

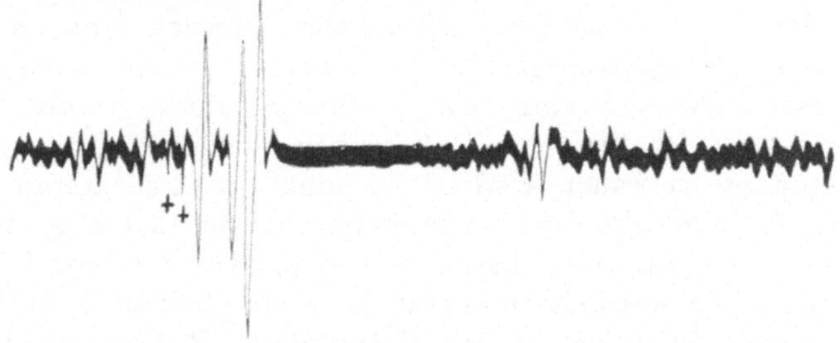

Abb. 35. Hemmung der willkürlichen Innervation der Fußstrecker nach
Auslösung zweier ganz kurz hintereinander erfolgender Reflexe. Bei + +
wird der Tibialis zweimal gereizt, erst die zweite Reizung hat einen starken
A-Erfolg, dagegen werden beide Reize von Reflexen gefolgt, denn es ist durch
kräftige willkürliche Bewegung für Bahnung gesorgt. Zeit 1 Sek. = 200 mm.
Empfindlichkeit 1 cm = 15 m V.

ist um so größer, je intensiver der vorausgehende Reflex ist.
Auf die Hemmungsperiode folgt oft ein deutliches Ansteigen der
Erregung über die Norm (eine Art „Rebound"). Dieses kann
bei den Armmuskeln so auffällig sein, daß man es für einen
Reflex halten könnte. Es ist dies aber nicht der Fall, wie
daraus hervorgeht, daß der Abstand von dem wirksamen Reize
kein konstanter ist. Besonders auffällig ist die Hemmung bei
schwacher Kontraktion. Unter solchen Umständen fallen die
Oszillationen des Galvanometers ganz aus.

Man erkennt hieraus leicht, wie eng die Beziehungen zwischen
Eigenreflexen und der willkürlichen Kontraktion sind. Sie laufen
nicht nebeneinander her, sie addieren sich nicht etwa einfach,
sondern jede beeinflußt die andere. Dieses ist äußerst wichtig.

---

[1]) P. Hoffmann, Zeitschr. f. Biol. **70**, 515. 1920.

Wir werden sehen, daß es gelingt, 150—200 Reflexe in der Sekunde durch das Rückenmark zu senden. Schon, wenn 20 Reflexe erzeugt werden, scheint die willkürliche Kontraktion fast ausschließlich aus Reflexen zu bestehen. Wir finden, daß je nach der Art der sensiblen Beeinflussung ein Innervationsrhythmus zwischen 20 und 200 auftritt. Dies ist nur dadurch möglich, daß Reflexe und ursprüngliche willkürliche Kontraktion nicht nebeneinander herlaufen, sondern, daß die Reflexe an die Stelle der willkürlichen Erregungsform treten[1]). Die Bedeutung der letzten gemeinsamen Strecke für diese beiden Erregungen zeigt sich sehr deutlich in dieser gegenseitigen Beeinflussung. Es ist der schließliche Endeffekt der, daß durch die willkürliche Erregung eine gewisse Menge „Innervationsenergie" zur Verfügung gestellt wird, und daß diese verwendet wird, wie es die proprioceptiven Reize vorschreiben. Ist für einen Reflex eine verhältnismäßig große Energiemenge verwandt worden, so muß sie wieder eingespart werden. Es wird also die Nervenenergie, die für den Eigenreflex verwandt wird, nicht von diesem selbst produziert, sondern er schöpft aus dem vorhandenen Vorrat[2]). Wenn wir diese Vorstellung haben, so ist die Erklärung der Bahnung der Reflexe durch die willkürliche Kontraktion so aufzufassen, daß eben durch diese genügend Nervenenergie zur Verfügung gestellt wird, so daß der reflektorische Vorgang frei daraus schöpfen kann. Ist der Muskel ganz erschlafft, so fehlt diese Innervationsenergie und der Reflex bleibt aus.

Dann ist aber die Hemmungserscheinung nach Ablauf des Reflexes keine eigentliche Hemmung, sondern ein Refraktärstadium. Sie wird also im entsprechenden Kapitel weiter zu behandeln sein.

VII. Summation.

Summation von einzeln unwirksamen Reizen zu einer Wirkung, wenn sie wiederholt erfolgen, ist für den Reflexbogen äußerst

---

[1]) Über die Wirkung proprioceptiver Reize auf die Innervationsform bei willkürlicher Erregung siehe v. Weizsäcker, Dtsch. Zeitschr. f. Nervenheilk. **70**, 115. 1920.

[2]) Bei der Erregung des Herzens und des Skelettmuskels haben wir ganz ähnliche Vorgänge. Je frequenter der Rhythmus ist, in dem ich diese Gebilde reize, um so kleiner ist der Einzeleffekt. (Siehe v. Frey, Vorlesungen über Physiologie. III. Aufl. S. 47 und 229. Berlin, Springer 1920.)

charakteristisch. Im peripheren Nerven und Muskel kommt sie nicht vor. Beim Kratzreflex des Hundes finden wir enorme Summation von Reizen. Man kann ihn durch einen Einzelreiz eigentlich gar nicht auslösen. Dagegen kann eine Reihe von Reizen zu einem Erfolge summiert werden, selbst wenn sie einzeln sehr schwach sind. Sherrington[1]) gibt an, gelegentlich erst nach 40 Reizen einen Erfolg gesehen zu haben, wobei sich die Reize in einer Frequenz von 18 in der Sekunde folgten. Läßt man die Reize sehr langsam folgen, so ergibt sich, daß noch bei einem Abstande von 1,4 Sekunden eine Bahnung eintritt, die Veränderung im Reflexbogen, die ein einzelner Reiz hervorruft, dauert also mindestens so lang.

Wie steht es nun mit dieser Summation bei den Eigenreflexen? Es ist zwar angegeben worden, daß man den Patellarreflex erst nach mehrmaligem Beklopfen der Sehne erhalten hat, aber dies ist sicher nicht auf Summation zu beziehen. Der Schlag auf die Sehne wirkt im einzelnen Falle oder er wirkt nicht. Daß die Wirkung erst nach mehreren Schlägen eintritt, kann nur davon kommen, daß der letzte Schlag stärker ist als die anderen oder daß eine Bahnung eingetreten ist.

Es ist vielmehr in krassem Gegensatze zum Verhalten der Fremdreflexe bei den Eigenreflexen keine Summation vorhanden. Damit geht ja ohne weiteres parallel, daß die Reflexzeit eine völlig konstante ist. Wenn Summation eintreten kann, so ist sie sicher nicht konstant, denn dann kann ein schwacher Reiz sich erst bis zum Effekte summieren, wodurch die Reflexzeit scheinbar verlängert würde.

Den Beweis, daß eine Summationsfähigkeit nicht existiert, kann man am besten so führen, daß man durch Induktionsschläge auf den Nerven den Reflex hervorruft. Wenn man diese Reize abschwächt, so kann man schließlich nur dann einen Reflex finden, wenn man eine intensive Bahnung zugleich wirken läßt. Jedesmal kann man sich überzeugen, daß entweder auf jeden Reiz ein Effekt eintritt oder gar keiner. Irgendwelche Zeichen einer Summation habe ich nie gefunden.

Durchaus entsprechend sind die Resultate, wenn man Vibration als Reizmittel verwendet. Kommt es zu einer Reflexreihe, so ist

---

[1]) Siehe Sherrington, The intergrative action etc. New York 1906. S. 36.

die Zahl der Reflexe der der Reize gleich, ist die Bahnung nicht genügend, so treten gar keine Reflexe ein.

Es ist also als eine wichtige Eigenschaft der Eigenreflexe anzusehen, daß in ihrem Reflexbogen keine Summation eintritt. Wir haben eine zentrale Reflexbahn von einfacherer Funktion als die der anderen, der sog. Fremdreflexe.

Es ist bemerkenswert, daß die Versuche von Jarisch und Schiff über Summation beim Patellarreflex schon von Sternberg[1]) zurückgewiesen werden. Schon dieser Autor ist sich völlig darüber im klaren gewesen, daß in Wahrheit keine Summation eintritt.

VIII. Refraktäre Periode.

Es hat sich herausgestellt, daß alle Vorgänge in unserem Nerven- und Muskelsysteme diskontinuierlicher Natur sind, daß es sich um fortwährende Wiederholung eines Elementarvorgangs handelt. Dieser Elementarvorgang hat einen ganz typischen Ablauf, man kann ihn nicht in einen dauernden Zustand umwandeln. Zuerst wurde dieser Zyklus für das Herz erwiesen, wo der Elementarvorgang eine sehr lange Dauer hat. Jede Herzrevolution stellt einen solchen dar. Man kann ihn wohl wiederholen, doch man kann durch keine Art von Reiz eine dauernde Systole des Herzens hervorrufen. Zu der Zeit der Systole ist das Herz nicht reizbar; es befindet sich in einem refraktären Zustande.

Weitere Untersuchungen haben nun gezeigt, daß ebenso wie das Herz auch der Skelettmuskel nach jeder Elementarerregung eine refraktäre Phase durchmacht. Schon Helmholtz konnte eine refraktäre Periode nachweisen und wußte, daß diese beim Froschmuskel nicht mehr als $^2/_{1000}$ Sekunden betrug. Garten konnte zeigen, daß Reizung mit dem konstanten Strome rhythmische Vorgänge im Muskel auslöst und keine kontinuierlichen. K. Lucas, Samoiloff maßen genau die refraktäre Periode und wiesen nach, daß auch beim Muskel wie beim Herzen eine absolut refraktäre Phase und eine relativ refraktäre Phase zu finden sind. In der absolut refraktären Phase wirkt keinerlei Reiz, mag er noch so stark sein, in der relativ refraktären wirkt der Reiz, wenn er eine genügende Stärke besitzt.

---

[1]) Sternberg, a. a. O. S. 80. Jarisch und Schiff, Med. Jahrbücher d. Ges. d. Ärzte Wiens 1882, S. 261.

Für unsere Untersuchungen ist die Kenntnis der Dauer der absolut und relativ refraktären Phase von Muskel und Nerv von hoher Wichtigkeit. Ich entnehme den Abhandlungen von K. Lucas und Gotch[1]), die zur Zeit die eingehendsten sind, die über diesen Gegenstand handeln, folgendes:

Die refraktäre Phase des Froschgastroknemius mit Nerv bei indirekter Reizung beträgt $^1/_{1000}$ bis $^2/_{1000}$ Sekunden. Nach dieser Zeit tritt aber selbst nach starkem Reiz nur ein äußerst geringer Effekt auf. Eine vollkommene Wiedererholung ist erst etwa nach $^1/_{100}$ Sekunde eingetreten (Temperatur 17⁰). Die refraktäre Periode des Muskels allein verhält sich sehr ähnlich. Beim Froschnerven finden wir bei 3 Grad 0,007 Sekunden, bei 8 Grad 0,0035 Sekunden, bei 12 Grad 0,002 Sekunden für die absolut refraktäre Periode, die relativ refraktäre dauert nicht sehr wesentlich länger, was ein erheblicher Unterschied vom Muskel ist. Über die entsprechenden Werte beim Warmblüter haben wir erklärlicherweise nicht so gute Anhaltspunkte. Es ist schon beschrieben worden, daß die Maximalfrequenz, in der der Warmblüter- und Menschenmuskel den Reizen folgt, mehrfach untersucht wurde. Jedenfalls war die refraktäre Periode nicht länger als 0,0033; die des Nerven festzulegen haben wir keine rechten Anhaltspunkte. Wir stellen uns nun die Frage, wie groß die refraktäre Periode bei der Reflexübertragung im Rückenmarke ist.

1899 zeigten Zwaardemaker und Lans[2]), daß beim reflektorischen Lidschluß eine refraktäre Phase besteht. Wenn sie vor den Augen zwei Funken überspringen ließen, so bekamen sie nach dem ersten immer einen Reflex, folgte der zweite in einem Intervall von 0,25 Sekunden bis 0,5 Sekunden, so erfolgte niemals ein Reflex, erfolgte er

bei 0,5 bis 0,75 Sekunden Abstand, so kam der Reflex in 34⁰/₀
    0,75 „ 1,0   „   „   „   „   „   „   in 67⁰/₀
    1,0 „ 1,25 immer.

Es ist also eine deutlich absolut refraktäre Phase von 0,5 Sekunden Länge zu konstatieren, an die sich eine etwa ebenso lange, relativ refraktäre schließt.

Die refraktäre Phase des Rückenmarks bei Tieren versuchten Sherrington und Sowton[3]) festzustellen. Sie sandten nach-

<hr>

[1]) K. Lucas, Journ. of physiol. 41, 368. 1911. Gotch, daselbst 40, 253.
[2]) Zwaardemaker und Lans, Zentralbl. f. Physiol. 13, 327. 1899.
[3]) 1913 durchgeführte Untersuchungen.

einander zwei Reize in einen afferenten Nerven und stellten fest,
ob der Reflexerfolg bei zwei Reizen vergrößert war oder nicht.
Sie konnten konstatieren, daß die refraktäre Phase eine sehr
kurze ist und nicht weit von der des Muskels entfernt liegt.

Die Auslösung der Eigenreflexe beim Menschen mit einem
Induktionsschlag schien nun ein vorzügliches Mittel zu bieten,
um die refraktäre Phase eines sehr einfachen Reflexes zu messen.

Wenn ich auf den N. tibialis 20 Reize in der Sekunde wirken
lasse, so sind die entstehenden Reflexe von einer bestimmten
Größe. Wähle ich darauf, ohne die Innervation, die der Muskulatur
zufließt, irgendwie zu verändern, eine andere Frequenz, so ist der
Ausschlag entweder vermindert oder vermehrt, je nachdem ich
mehr oder weniger Reize als 20 wirken lasse. Man kann direkt
sagen, daß der einzelne Reflexerfolg relativ um so größer ist,
je langsamer sich die Reize folgen.

Hiermit ist der Beweis geliefert, daß eine vorhergehende Veränderung einen Rückstand in dem Zentralnervensystem hinter-
läßt, der die Wirkung der nachfolgenden Reizung vermindert.
Es handelt sich also um eine relativ refraktäre Phase. Diese
ist schon nachweisbar bei einem sehr großen Abstande der Reize
von ca. $^1/_5$ Sekunde und mehr. Wenn ich den Reflex durch
gleichzeitige willkürliche Kontraktion bahne, so ist bei entsprechend geringen Frequenzen die Abnahme nicht deutlich,
bei hohen ist sie aber sehr auffallend. Nehme ich 50 Reflexe in
der Sekunde, so genügt eine mäßige Bahnung und ein schwacher
Reiz, nehme ich 120 Reize, so müssen diese schon viel stärker
sein und die Bahnung muß so intensiv sein wie möglich, die Vp.
muß sich mit größter Kraft auf die Spitze eines Fußes stellen.
Also ist mit $^1/_{120}$ Sekunde hier entschieden auch schon die relativ
refraktäre Periode erreicht.

Die absolut refraktäre Periode beträgt etwa $^1/_{200}$ Sekunde.
Sie ist also immer noch deutlich länger als die eines Muskels oder
der Nerv-Muskel-Endigung.

Die Bestimmung leidet schon deswegen an einer gewissen
Unsicherheit, weil man hier keine maximalen Reize verwenden
kann. Bei untermaximalen ist es theoretisch überhaupt nicht
möglich, eine refraktäre Phase zu finden, da nur ein Teil der
Elemente arbeitet und der andere natürlich jederzeit gereizt
werden kann, ganz unabhängig von der wirklichen refraktären
Phase der zuerst erregten.

Ich habe versucht, die refraktäre Periode noch dadurch näher zu bestimmen, daß ich kurz hintereinander nur zwei Reflexreize bot. Man kann dann diese viel stärker machen, ohne daß sie schmerzhaft werden. Aus den Versuchen kann ich entnehmen, daß, sobald der Abstand der beiden Reize weniger als $^1/_{50}$ Sekunde beträgt, der zweite wesentlich stärker sein muß, wenn der Effekt dem ersten gleich sein soll. Kommt man zu einem Abstande von $^1/_{180}$ Sekunde, so muß der zweite Reiz fünfmal so stark sein wie der erste, wenn man überhaupt nur einen Effekt erzielen will.

Wir erkennen hieraus, daß die refraktäre Periode der Eigenreflexe eine ganz charakteristische ist, und daß sie stark verschieden ist von der des Muskels, des Nerven, des Herzens. Auch mit der des Lidreflexes ist sie nicht zu vergleichen. Man kann den Satz aussprechen, daß auch jede Sonderart von Reflexen ihre charakteristische Form des Refraktärstadiums hat. Es ist für die Auslösung des Reflexes durch Schlag auf die Sehne vorgeschrieben, daß die Reflexe in einem Abstand von mindestens einer Sekunde ausgelöst werden sollen. Es scheint mir wohl möglich, daß bei schlaffem Muskel und demgemäß geringer Bahnung des Reflexbogens auf eine Erregung eine Sekunde lang ein Stadium verminderter Erregbarkeit folgt. Wir sehen also, daß durch die Bahnung neben der Steigerung des einzelnen Reflexes besonders auch die refraktäre Phase verkürzt wird. Diese Wirkung der Bahnung ist eigentlich viel auffälliger als die Steigerung des einzelnen Reflexes (siehe auch das über pathologische Steigerung S. 92 Gesagte).

IX. Ermüdung.

Es ist ein Charakteristikum aller klonischen Fremdreflexe, daß sie verhältnismäßig schnell ermüden. Sehr einfach ist dies an einem Rückenmarksfrosch zu demonstrieren. Reizt man die Pfote mehrmals schnell hintereinander, so wird der Reflexerfolg immer geringer. Die Ermüdung der Reflexe ist eine für unser Zentralnervensystem ganz fundamentale Funktion. Ohne sie wäre ein geregelter Ablauf seiner Tätigkeit gar nicht möglich. Reize wirken dauernd auf uns ein, wir dürfen gar nicht mehr auf sie mit Reflexen reagieren. Es ist „Ermüdung von Reflexen" auch kein glücklicher Ausdruck, denn es handelt sich nicht um eine Erschöpfung der Kraft, sondern vielmehr um eine Gewöhnung an den Reiz. Die einzelnen Reflexe sind hinsichtlich ihrer Ermüdbarkeit sehr verschieden. Sherrington[1]) weist darauf hin, daß beim Rückenmarkshund der Kratzreflex (Kratzbewegungen des Hinterbeins bei Reizung einer Rumpfseite) sehr viel leichter zu ermüden ist als der Beugereflex (Anziehen einer Extremität bei Reizung der Pfote).

Gegenüber diesen leicht ermüdbaren Reflexen haben wir solche, die sehr schwer, praktisch nicht ermüden. Dies sind die tonischen Haltungsreflexe, wie sie vom Labyrinth oder durch die Kopfstellung bedingt werden[2]). Wie verhalten sich nun die Eigenreflexe hinsichtlich der Ermüdbarkeit. Es ist bekannt, daß bei mehrfachem Auslösen des Patellar- oder Achillesreflexes diese zu ermüden scheinen. Es wird empfohlen, dann etwas zu warten, bis Erholung eingetreten ist. Betrachten wir die Ermüdung vom rein physiologischen Standpunkte, so können wir sagen, daß um so eher Ermüdung eintreten wird, je frequenter die Reflexe sind, die durch das Rückenmark laufen. Nun kann man bei Reizung des Nerven und Bahnung durch willkürliche Kontraktion leicht erreichen, daß 50 Reflexe in der Sekunde das Rückenmark passieren. Wenn also eine Ermüdung schnell einträte, so müßte sie sich in solchem Versuche leicht zeigen lassen. Ich habe an mir selbst einen derartigen Versuch angestellt. Der Reflexreiz hatte eine Frequenz von 45 in der Sekunde. Durch Stellen auf die Fußspitze wurden die Reflexe in den Fußstreckern gebahnt, die entstehende Kontraktion erwies sich als eine glatte Reflexreihe. Drei Minuten lang wurde die Reizung fortgesetzt. Dann wurde wiederum untersucht, wie sich die Aktionsströme verhielten. Es ergab sich, daß sie nicht verschieden waren von den im Anfang auftretenden. Der Reflexbogen war noch ebensogut leitfähig wie im Anfange. Es hatten also während des Versuchs annähernd 8000 Reflexstöße das Rückenmark passiert, ohne daß es versagte. Außer einem gewissen Spannungsgefühl in der Muskulatur hinterließ der Versuch auch keinerlei subjektive Empfindungen[3]).

Den ganz entsprechenden negativen Erfolg hatte der Versuch, den Reflexbogen zu ermüden, durch vorhergehende intensive

---

[1]) The integrative action. New York 1906, S. 214 ff.
[2]) Siehe hierüber die zahlreichen Arbeiten von R. Magnus und seinen Schülern über das Problem der Stellreflexe.
[3]) P. Hoffmann, Zeitschr. f. Biol. **69**, 517. 1919.

willkürliche Ermüdung der Muskulatur. Die Vp. hatte die Aufgabe, sich so lang mit einem Fuß auf die Fußspitze zu erheben, bis sie intensives Ermüdungsgefühl verspürte. Der Reflexerfolg war vor und nach der Ermüdung der gleiche. Es geht hieraus hervor, daß die Eigenreflexe sehr schwer ermüdbar sind. Sie ermüden jedenfalls nicht schneller als die willkürliche Kontraktion selber.

Erst wenn ungewöhnliche Erschöpfung der Muskulatur eingetreten ist, kommt es, wie mehrfache Boobachtungen erweisen, zu einer Verminderung bzw. zu einem Fehlen der Eigenreflexe. Nach der Erholung des Individuums stellen sich die Reflexe wieder ein [1]).

In pathologischen Fällen (Tabes) ist das plötzliche Verschwinden der Patellarreflexe nach intensiven körperlichen Anstrengungen allgemein beschrieben, und es wird gewarnt, die Tabiker anzustrengen. Auch im Kriege wurde bekanntermaßen das in vielen Fällen überraschend schnelle Fortschreiten einer Tabes auf die Anstrengungen bezogen.

Der Gegensatz in dieser Beziehung zu den Fremdreflexen ist von großer Bedeutung. Beim Fremdreflex ist eine Ermüdung, eine Gewöhnung an den Reiz lebensnotwendig. Beim Eigenreflex ist sie es nicht. Wie ich schon sagte, ist der Eigenreflex nur ein Teil einer Tätigkeit, allein genommen hat er keine wesentliche Bedeutung, wenn nicht für den Arzt. Es handelt sich um einen ganz anderen Vorgang als bei den Fremdreflexen, die schon an sich eine koordinierte Leistung des Zentralnervensystems bedeuten.

Betrachten wir vergleichend, welche nervösen Vorgänge uns einerseits durch ihre Ermüdbarkeit, andererseits durch ihre Unermüdbarkeit auffallen, so ergeben sich eine Reihe wichtiger Parallelen. Zuerst finden wir bei den peripheren Sinnesorganen Ermüdbarkeit bzw. Adaptation und Unermüdbarkeit, je nach der Art des Baues. Die Organe des Drucksinnes sind bekanntlich sehr stark der Adaptation unterworfen [2]).

---

[1]) Siehe G. H. Monrad-Krohn, Norsk. Magaz. f. laegevidenskaben 80, Nr. 7. 1919 (von 49 Männern hatten nach 50 km Skilauf nur zwei nicht abgeschwächte Sehnenreflexe). M. Oekonomakis, Neurol. Zentralbl. 1907. 11 und 12 (Untersuchung an Marathonläufern). Auerbach, Neurol. Zentralbl. 1905. Nr. 6 (Radfahrer). Knapp und Thomas, Journ. of nerv. a. ment. dis. 1904. Jan. (Läufer).

[2]) M. v. Frey, Vorlesungen über Physiol. 3. Aufl. 1920, S. 304. Springer.

Ebenso steht es mit den Organen des Temperatursinnes [1]).

Dagegen sind die Spannungs- und Kraftempfindungen als wenig der Adaptation zugänglich diesen gegenüberzustellen [2]).

Nun ist schon besprochen worden, daß es möglich erscheint, daß diese letzteren dieselben Sinnesorgane sind, die den Reiz für die Eigenreflexe aufnehmen. Wenn der Reflexbogen leicht ermüdbar wäre, und die rezeptorischen Sinnesorgane schwer, so wäre dies eine ganz unzweckmäßige, nicht verständliche Zusammenstellung. Wir müssen verlangen, wenn wir finden, daß der Reflexbogen schwer ermüdet, daß dann auch die dazugehörigen Sinnesorgane sich ebenso verhalten.

X. Gegenüberstellung der Eigenschaften der Eigenreflexe und Fremdreflexe.

(Einfache und tetaniforme Reflexe nach v. Weizsäcker.)

Es ist schon mehrfach versucht worden, die verschiedenen Reflexformen des menschlichen Körpers aus praktischen oder theoretischen Gründen einer Einteilung zu unterwerfen. Sehr bekannt sind die Anschauungen von Jendrassik [3]). Dieser unterscheidet: I. Spinale Reflexe. Dies sind die Sehnen- und Periostreflexe. Sie haben folgende Charakteristika: 1. Die Auslösung erfolgt von Teilen aus, die wenig Empfindung haben. 2. Der Reflex ist mit keinem spezifischen Gefühl verbunden. 3. Die Auslösung geschieht durch einfache mechanische Reizung. 4. Die Intensität hängt von der Intensität, nicht von der Dauer der Reizung ab. 5. Am Untersucher selbst sind die Reflexe ebenso leicht auslösbar wie bei anderen. 6. Die Latenzzeit ist sehr kurz. 7. Die entstehende Bewegung ist eine sehr einfache, es geht ihr eine Zweckmäßigkeit ab. 8. Anstrengung anderer Muskeln erhöht die Reflexe. 9. Verlangsamung kommt pathologisch nicht vor. 10. Psychische Einflüsse sind, abgesehen von der Ablenkung der Aufmerksamkeit, die die Reflexe verstärkt, ohne Einfluß.

---

[1]) Siehe M. v. Frey, Vorlesungen über Physiol. 1920, S. 299. 3. Aufl. Berlin.

[2]) M. v. Frey, Zeitschr. f. Biol. **63**, 132. 1914.

[3]) Jendrassik, Über die allgemeine Lokalisation der Reflexe. Dtsch. Arch. f. klin. Med. **52**. 1894.

II. Zerebrale Reflexe, vorwiegend Hautreflexe. Dies sind z. B. Skapularreflex, Bauchdecken-, Kremaster-, Glutäal-, Fußsohlen-, Daumen-, Konjunktival-, Korneal-, Analreflex. Ihre Charakteristika sind: 1. Die Auslösung erfolgt von gut empfindenden Stellen aus. 2. Die Auslösung ist mit einer spezifischen Empfindung verbunden (Stich, Kitzel usw.). 3. Die Reizung braucht nicht länger zu sein wie bei I. 4. Schwächere Reizung hat oft größere Wirkung als starke. Die Individualität ist von großem Einfluß. 5. An sich selbst kann man diese Reflexe kaum auslösen. 6. Die Latenzzeit ist eine längere und nicht so konstante als die der unter I. genannten. Sie entspricht der Reaktionszeit. 7. Die entstandene Bewegung ist einfach, und sie entspricht der Flucht vor der Einwirkung. 8. Gesteigerte Tätigkeit anderer Muskeln steigert diese Reflexe nie. 9. Bei Hirnlähmungen sind sie auf der gelähmten Seite herabgesetzt. 10. In Fällen verspäteter Empfindung sind sie auch verspätet. 11. Psychische Einflüsse können sie herabsetzen, aber auch steigern, Ablenkung der Aufmerksamkeit vermindert sie.

Als Gruppe III bringt Jendrassik dann die komplizierteren Reflexe, wie Niesen, Brechen, Schlucken, Husten, Harnentleerung, Kotentleerung, Genitalreflexe.

Für uns sind nur die Gruppen I und II von Interesse, weil die Abtrennung der Eigenreflexe von den übrigen Reflexen der Skelettmuskeln das Ziel ist, das wir uns setzen.

Der Anordnung von Jendrassik, der z. B. den Fluchtreflex als zerebral auffaßt, kann man als Physiologe nicht folgen. Auch das Rückenmark ist sehr wohl imstande, allein koordinierte Reflexe entstehen zu lassen, die Annahme, daß nach Abtrennung des Gehirns eine andere Art Reflex einträte, ist sehr gekünstelt.

Man wird die Reflexe also nicht nach der Lokalisation einteilen wollen, sondern nach ihren Eigenschaften. Offenbar hat Jendrassik unter seiner Gruppe I das verstanden, was ich unter Eigenreflexen verstehe. Aber seine Charakteristika müssen heute einer Modifikation unterzogen werden.

Wenn er sagt, daß die Auslösung von Teilen erfolgt, die wenig Empfindung haben, so kann man dem erwidern, daß Sehnen und Muskeln intensiv schmerzen können und daß sie ein ganz hochempfindliches Sinnesorgan beherbergen. Kennzeichen 2 und 3 gelten heute noch ebensogut. 4 muß ganz verändert werden, 5, 6, 7 und 8 verlangen Zusätze, 10 ist sehr anfechtbar.

Ich möchte also die Unterscheidungsmerkmale für die Eigen- und Fremdreflexe unserer Skelettmuskeln in etwas anderer Weise fassen[1]).

1. **Lokalisation.** Die Eigenreflexe bleiben vollkommen lokalisiert, so intensiv der Reiz auch sein mag. Wenn ein Übertragen auf die andere Seite erfolgt, so ist es durch mechanische Übertragung vorgetäuscht. Bei den Fremdreflexen finden wir große Hautfelder, von denen aus ein und derselbe Reflex ausgelöst werden kann. Die Eigenreflexe bilden einen Teil des Innervationsapparats des Muskels. Der Reflex geht nur in einer bestimmten Bahn und kann nicht übergreifen.

2. **Summation.** Die Summation einzeln unterschwelliger Reize zu einem wirksamen ist eine sehr typische Eigenschaft der Fremdreflexe. Wir sehen, daß bei den Eigenreflexen diese Summation nicht eintritt. Ein Reiz ist entweder unterschwellig oder er wirkt.

3. **Abhängigkeit des Reflexerfolges vom Reiz.** Auch bei den Fremdreflexen ist der Reflexerfolg vom Reize abhängig, aber es findet in den meisten Fällen eine Modifikation statt. Ein starker Momentanreiz kann einen tetanischen Reflexerfolg haben. Dies ist bei den Eigenreflexen nicht der Fall, ebenso wie Nerv und Muskel bei direkter Reizung innerhalb gewisser Grenzen dem Reize folgen, so ist auch der Eigenreflex das Abbild des Reizes. Es folgt selbst auf sehr intensive Erregung keine Nachwirkung. Ein momentaner Reiz (Schlag auf Sehne) erzeugt eine Einzelzuckung. Ein länger dauernder (faradische Reizung des Nerven) erzeugt einen Tetanus. Während beim Fremdreflex also das Zentralnervensystem gewissermaßen selbständig modifizierend eingreift, ist beim Eigenreflex keine solche Funktion zu bemerken. Die Reaktion entspricht dem Reiz etwa ebenso wie im Muskel oder Nerv.

4. **Ermüdbarkeit (Gewöhnung, Adaptation).** Gegenüber der leichten Ermüdbarkeit der Fremdreflexe steht die schwere Ermüdbarkeit der Eigenreflexe. Die Eigenreflexe ähneln damit der Reihe der tonischen Haltungsreflexe.

5. **Reflexzeit.** Die Reflexzeit der Eigenreflexe ist die kürzeste der Reflexe, die durch unser Rückenmark laufen. Die Übertragungszeit entspricht der Größenordnung der Überleitung von Nerv auf Muskel. Es ist durchaus unwahrscheinlich, daß für die Eigenreflexe Schaltneurone im Rückenmark existieren. Vom physiologischen Standpunkte erscheint es gerechtfertigt, die

---

[1]) P. Hoffmann, Zeitschr. f. Biol. **72,** 101. 1920.

direkten Reflexkollateralen, die einseitig von den hinteren Wurzeln ohne Zwischenschaltung zu den Vorderhornganglien ziehen, ausschließlich für die Leitung der Eigenreflexe in Anspruch zu nehmen.

Die Reflexzeit ist von der Reizstärke und von der Bahnung nicht abhängig.

6. Verhalten gegen Strychnin. Während die Fremdreflexe durch Strychnin intensiv gesteigert werden, ist dies für die Eigenreflexe nicht der Fall. Es ist möglich, die Eigenreflexe auszulösen, während das Rückenmark durch den Strychninkrampf völlig erschöpft ist.

7. Während die Fremdreflexe koordinierte Bewegungen darstellen, sind die Eigenreflexe nur das Bruchstück einer solchen, daher ihre scheinbare „Zwecklosigkeit". Werden sie in der klinischen Weise wieder ausgelöst, so treten sie wohl vorzüglich hervor, aber die physiologische Auslösung ist eine ganz andere. Isoliert kann der Eigenreflex gar nicht bestehen, er soll nur modifizierend in die willkürliche oder fremdreflektorische Erregung eingreifen. Die Eigenreflexe sind also eine den übrigen unterstellte Funktion.

Stellen wir die beiden Reflexarten einander gegenüber, so erhalten wir folgendes Schema, das die Differenz recht eindringlich hervortreten läßt.

Eigenreflexe.

Segmentale und halbseitige Beschränkung. Keine Summation, der Erfolg ist das Abbild des Reizes wie bei Nerv und Muskel. Schwer ermüdbar. Reflexzeit kurz, von Bahnung und Reizstärke unabhängig. Strychnin läßt den Reflex unbeeinflußt. Unbewußt. Untergeordnete Funktion, nur als Teil einer willkürlichen oder fremdreflektorischen existenzfähig.

Fremdreflexe.

Übergreifen auf zahlreiche andere Segmente fast regelmäßig. Summation sehr ausgesprochen, auf Einzelreiz meist auch tetanische Reaktion (tetaniforme R.), rasch ermüdbar, Adaptation. Reflexzeit relativ lang, von der Reizstärke abhängig. Strychnin wirkt intensiv. Bewußt. Übergeordnet, eine zweckmäßige Bewegung darstellend.

XI. Die Bedeutung der Eigenreflexe für unsere Bewegungen.

Anspannungs- und Entspannungsreflexe.

Wir sind heute in der Lage, dies vielfach aufgeworfene Problem einen guten Schritt weiter der Lösung entgegenzuführen.

Es kann kein Zweifel sein, daß Exner der richtigen Lösung sehr nahe gewesen ist. Er sagt (Pflügers Arch. f. d. ges. Physiol. 48, 601. 1891) in seiner Abhandlung über Sensomobilität. „Die plötzliche Überdehnung eines Gelenkes oder die ruckartige Zerrung einer Sehne, der Stoß auf einen Knochen usw. ruft in gewissen Muskelgruppen Reflexzuckungen hervor, die sich unter gewissen Umständen in sehr kurzen Intervallen wiederholen und sich dadurch dem Charakter eines Tetanus nähern können" und weiter, „geht man einen steinigen Pfad hinan und hat durch irgendein Interesse abgezogen die instinktive Beobachtung des Weges außer acht gelassen, so kann es wohl geschehen, daß wir den Fuß flach aufsetzen, als wäre eine Steinplatte zu betreten, während wir tatsächlich einen Stein unter unseren Zehen, unter der Ferse aber nichts haben. Geschieht der Schritt mit einiger Hast, so wird der Fuß am vorderen Ende stark nach oben gebogen, nimmt dann genau die Stellung ein, welche die Kliniker erzeugen, um den Reflex hervorzurufen, und in der Tat tritt auch hier eine Reflexzuckung ein und stellt unseren Fuß unter Hebung der Ferse und des Unterschenkels in eine normale Stellung, indem zugleich das Sprunggelenk durch Muskelaktion festgestellt und dadurch die Gelenksbänder vor Überdehnung geschützt werden. Auch wenn unser Fuß durch einen Fehltritt außen oder innen stark gehoben wird, tritt eine analoge reflektorische Feststellung des Gelenkes ein, welche schon vorhanden ist, ehe der Schritt vollendet wurde."

Sternberg schließt sich im großen ganzen der Exnerschen Auffassung an. Allerdings drückt er sich bei weitem nicht so klar aus. Für ihn ist der Mechanismus der Eigenreflexe wesentlich ein Schutzapparat für die Gelenke. „Jedes Gelenk ist von einem Gitter gespannter Sehnen als ebensovielen Wächtern für seine Unversehrtheit umgeben, von denen jede einen dagegen gerichteten Stoß einerseits durch die reflektorische Kontraktion ihres eigenen Muskels auffängt, andererseits alle anderen Muskeln des Gelenkes sofort zur Abwehr des Feindes eintreten läßt. Damit die Hilfe nicht zu spät komme, muß der Reflex mit der größten möglichen Schnelligkeit erfolgen." Wir finden hier einen deutlichen Rückschritt gegenüber Exner. Dieser hatte klar erkannt, daß die Eigenreflexe an sich gar nichts bedeuten und physiologisch allein nicht existieren, sondern nur als Teile einer Bewegung, als Regulation derselben zu dienen haben. Sternberg hat diese Auffassung wieder ganz fallen gelassen. Auch Lewandowski übernimmt in seinem Handbuche die Ansicht von Sternberg und führt die Exnersche Ansicht nicht weiter aus.

Ich habe schon mehrfach das Thema der Bedeutung der Eigenreflexe berührt, und es wird jedem Leser klar geworden sein, daß ich auf dem Boden der Exnerschen Ansicht stehe. Die heute zur Verfügung stehenden Tatsachen erlauben aber wesentlich sicherer zu gehen als Exner. Daß die Ansicht, die Eigenreflexe dienten zur Erhaltung einer Gelenkstellung, richtig ist, habe ich in einer Versuchsreihe mit Hansen tatsächlich zu erweisen vermocht[1]). Es wurde nicht nur der von Exner beschriebene Fall der reflektorischen Erregung der Fußstrecker untersucht, sondern auch die der Armmuskeln. Allgemein erwies sich, daß Eigenreflexe prompt eintreten, wenn durch irgendwelche Kräfte eine rasche Veränderung der Gelenkstellung eintritt und die Vp. im Gegensatz dazu den Willen hat, diese Verschiebung zu verhindern.

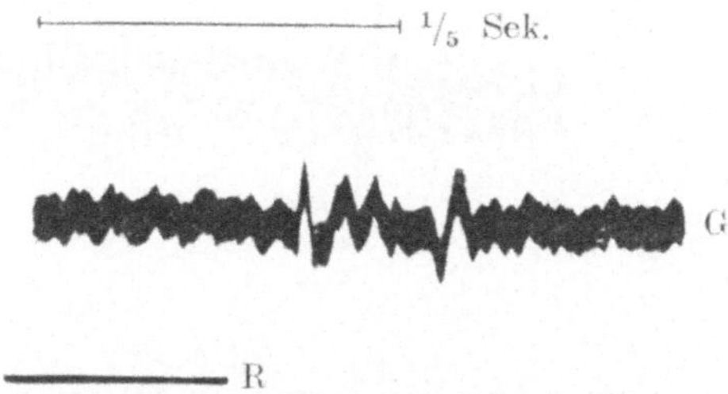

Ich konnte mit Hansen nachweisen, daß bei den verschiedensten Bewegungen und Belastungen Eigenreflexe eintreten, von denen wir gar nichts wissen, die wir nur mit Hilfe der Aktionsströme nachweisen können. Der von Exner beschriebene Fall ist ein besonders auffallender, wir können seine Ansicht sehr weitgehend auf alle möglichen Fälle des gewöhnlichen Lebens ausdehnen, es ist gar nicht nötig, daß die Belastung eine so starke und plötzliche ist, wie sie gerade im Falle des Bergsteigens und bei Fehltritten zustande kommt.

Es ist bekannt, daß bei Fehltritten Muskelzerreißungen und Knochenbrüche eintreten können (Fraktur der Patella, Zerreißung des M. quadriceps). Hier haben wir es zweifellos mit reflektorisch stark erregbaren Muskelgruppen zu tun, bei denen in ungünstigem Zufalle die plötzliche Kontraktion so intensiv werden

^{1/5} Sek.

G

R

Abb. 36. Die Hand der Vp. hält einen Klotz in der Weise, wie es in Abb. 13 dargestellt ist. Beim Schlage auf diesen Klotz mit einem Holzklöppel erfolgt ein deutlicher Reflex. Zeit 1/5 Sekunde. G = Galvanometerkurve, R ein Reizsignal, das im Momente des Schlages abbricht.

---

1) Zeitschr. f. Biol. 71, 99. 1920.

kann, daß sie den ganz unerwünschten Erfolg einer Zerreißung hat. Ich habe schon beschrieben, daß die Aktionsströme der reflektorischen Erregung sehr kräftig sein können.

Es ist in dem Eigenreflexapparat unserer Muskeln eine ständige Anpassung der Innervation an die Beanspruchung gegeben, keineswegs nur für Fälle exzessiver plötzlicher Zerrung, sondern selbst für die feinsten und leichtesten Bewegungen. In diese Funktion ist natürlich auch die inbegriffen, die Sternberg sich denkt, der Schutz der Gelenke.

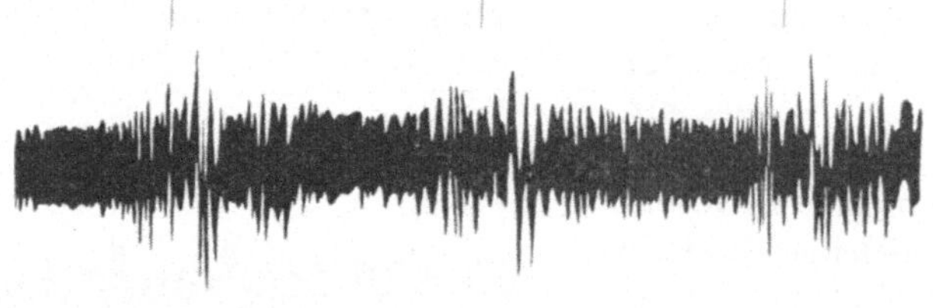

Abb. 37. Reflektorische Erregung der Fußstrecker beim Auftreten auf den Abb. 14 gezeichneten Apparat. Oben Markierung des Kontaktes, die drei Striche bezeichnen den Moment, in dem der Fuß Widerstand findet. In der Galvanometerkurve sind die großen Ausschläge, die nach der Reflexzeit einsetzen, sehr deutlich. Unten Zeit in $^1/_5$ Sekunde.

Wenn wir sehen, daß bei Anspannung der Muskeln und Sehnen ein deutlicher Reflex eintritt und der Bewegung, die entstehen sollte, entgegengewirkt wird, so liegt die Frage nahe, ob bei plötzlicher Entspannung nicht eine vorhandene Kontraktion reflektorisch vermindert wird. Wenn im Falle der Anspannung die Innervation reflektorisch eingestellt wird, so sollte dies auch bei der Entspannung der Fall sein. Versuche in dieser Richtung, die ich mit K. Hansen anstellte, haben die Richtigkeit dieser Vermutung ergeben. Man kann die Versuche in verschiedener Weise durchführen. Um eine stoßfreie Entspannung der Muskulatur zu erwirken, kann man einen Elektromagneten an den Unterarm, der rechtwinklig zum Oberarm gebeugt gehalten wird, hängen, und kann ihn im geeigneten Momente entmagnetisieren, so daß ein Gewicht, das der Arm vorher trug, herabfällt. Oder man kann einfach ein Gewicht durch einen Gehilfen plötzlich von unten unterstützen lassen. Schließlich kann die Vp. die Aufgabe haben, ein Gewicht (man wählt am besten eine halbkugelige Schale oder eine Kugel, damit beim Aufstoßen keine unregelmäßige Bewegung derselben erfolgt) auf eine Unterlage zu stellen. In jedem Falle sieht man, daß im Momente der Entspannung eine Verminderung der Innervation eintritt, die in so kurzem Abstande auf die Entspannung folgt, daß sie reflektorischen Ursprungs sein muß.

Dieser Versuch läßt nun noch einen weiteren sehr wichtigen Schluß zu. Wenn durch Verminderung der Spannung eine Verminderung der Innervation hervorgerufen wird, so muß die bestehende Spannung ebenfalls reflektorisch, wenn auch nicht hervorgerufen, so doch unterstützt gewesen sein. Es würde dies also bedeuten, daß bei gleichmäßiger Haltung unserer Glieder dauernd uns unbewußte eigenreflektorische Erregungen erzeugt werden, und daß diese bei der Innervation eine Rolle spielen. Z. B. die Vp. hebt ein Gewicht und hält es. Daß im Momente des Anhebens ein Eigenreflex zustandekommt, ist ganz klar; der Versuch kann es jederzeit erweisen. Aber auch während des gleichmäßigen Haltens fließen aus den sensiblen Endorganen, die in den Muskeln liegen, ständige Erregungen zum Zentrum und bewirken, daß die Innervation aufrecht erhalten wird; sie unterstützen die willkürliche Innervation.

Daß die Innervation zustandekommen kann, ohne daß die Sensibilität mitwirkt, lehren die Erfahrungen an Kranken, aber diese zeigen zugleich, daß die Innervation dann keineswegs die unbeirrbare Sicherheit hat, wie wir es beim Normalen sehen.

Die Auffassung, daß Eigenreflexe auch dann ablaufen, wenn keine Veränderung der Spannung des Muskels stattfindet, wird noch durch eine Analogie gestützt. Wir wissen, daß die sensiblen Endapparate der Eigenreflexe denen des Kraftsinnes in vieler Beziehung ähneln (s. S. 83). Die Organe des Kraftsinnes zeichnen sich nun dadurch aus, daß sie keine meßbare Adaptation haben. Ein Gewicht wird nicht deshalb leichter taxiert, weil wir es länger halten. Die Kraftempfindung bleibt die gleiche, auch wenn der Reiz längere Zeit wirkt, ganz im Gegensatz zu der Druck- und Temperaturempfindung [1]).

Wenn wir für die Organe der Eigenreflexe eine ähnliche Wirkungsweise annehmen, wozu wir ja berechtigt sind, so ist die

---

[1]) M. v. Frey, Zeitschr. f. Biol. 63, 132. 1913.

Vorstellung nicht fernliegend, daß wirklich auch bei gleichmäßiger Spannung ständige Reflexreize produziert werden. Sie kommen uns dann nicht zum Bewußtsein, und wir können sie im Versuche nicht nachweisen, weil reflektorische Tätigkeit und Willkür gänzlich ineinander verwoben sind, nur bei Vermehrung oder Verminderung der Spannung treten sie im Experiment hervor, weil dann die reflektorische Tätigkeit in einer Geschwindigkeit sich einstellt, die für die willkürliche unmöglich wäre.

XII. Die physiologische Bedeutung der pathologischen Veränderungen der Reflexerregbarkeit.

Bekanntermaßen können pathologische Veränderungen sowohl zu einer Herabsetzung, wie zu einer Steigerung der Reflexe führen.

An und für sich erscheint die Veränderung äußerst einfach und keiner besonderen Besprechung bedürftig, aber die Versuche zeigen, daß es sich doch um Verhältnisse handelt, die, wenn man nur die Ergebnisse der gewöhnlichen Prüfung ins Auge faßt, zu Irrtümern führen können. Einfach liegen die Verhältnisse bei der Herabsetzung der Eigenreflexe. Diese ist sehr auffällig, man kann sie leicht einschätzen. Wenn beim normalen Patienten mit den gewöhnlichen Mitteln der Bahnung keine Eigenreflexe hervorgerufen werden können, so ist das pathologisch. An und für sich schwache Reflexe wird man, wenn sonst keine Krankheitszeichen vorhanden sind, nicht im Sinne einer Krankheit verwerten, denn wie jeder weiß, sind die Reflexe bei den einzelnen Individuen erstaunlich verschieden, ohne daß damit eine entsprechende Differenz der Leistungsfähigkeit sichergestellt wäre.

Anders steht es bei Steigerung der Eigenreflexe. Wir finden sehr intensive Reflexe bei funktionellen Nervenkrankheiten ebenso wie bei sog. organischen Leiden. Oft genug ist es schwierig, die Grenze zu ziehen. Als sicher pathologisch kann angenommen werden, wenn es gelingt, den Patellar- oder Fußklonus hervorzurufen. Lewandowsky empfiehlt als Unterscheidungsmerkmal (Handb. d. Neurol. S. 598) das Auftreten des gekreuzten Adduktorenreflexes.

Was die klonischen Phänomene anbetrifft, so können wir nach unseren Ergebnissen die Bedeutung ihres Auftretens jetzt sehr leicht erfassen. Daß die Kloni Reihen von Reflexen sind, kann keinem Zweifel unterliegen. Durch die Zuckung kommt eine Zerrung des Muskels zustande, die ihrerseits wieder einen Reflex auslöst. Warum kommt es beim Normalen nicht zum Klonus? Wir wissen alle, daß der Normale sofort einen Klonus hervorrufen kann, wenn er zugleich willkürlich innerviert. Wenn man im Sitzen den Fuß auf die Spitze stellt und mit den Fußstreckern zu zittern beginnt, so setzt sich dies Zittern bei vielen Individuen ohne Zutun fort. Wir haben einen Fußklonus, der diesmal nicht pathologisch ist. Sobald durch die willkürliche Innervation das Refraktärstadium des Reflexes entsprechend herabgesetzt ist, kommt der Klonus zustande. Im schlaffen Muskel kann der Klonus nicht eintreten, weil das Refraktärstadium des Reflexes ein zu langes ist. Der zweite Reiz fällt noch in die relativ refraktäre Periode und es entwickelt sich kein Klonus.

In sehr eleganter Weise kann man diese Verhältnisse untersuchen, wenn man nicht den Klonus untersucht, sondern eine Reflexreihe durch Vibration erzeugt. Untersucht man mit dem S. 35 beschriebenen Apparat Normale, so findet man, daß nur dann Reflexreihen erhalten werden können, wenn zugleich willkürliche Innervation eintritt. In solchem Falle kann man allerdings leicht bis zu 90 Reflexen in der Sekunde erzielen, das Refraktärstadium ist sehr stark verkürzt. Untersuchen wir Neurastheniker, so ist der Unterschied gegenüber dem Normalen nicht irgendwie wesentlich, vor allem erzielen wir keine Reflexreihen, wenn nicht zugleich eine willkürliche Innervation vorhanden ist. Ganz anders bei organischen Steigerungen der Eigenreflexe. Bei solchen Patienten, die an Spasmen leiden, ist es ohne weiteres möglich, auch ohne daß eine willkürliche Innervation Bahnung bewirkt, 50 Reflexe in der Sekunde hervorzurufen. Wir sehen also, daß der Spastiker ohne willkürliche Innervation die gleiche Reflexstärke besitzt, wie der Normale, wenn er intensiv innerviert. Während man durch Vibration beim Normalen vielleicht 2—3 Reflexe in der Sekunde hervorrufen kann und beim funktionell gesteigerten Reflex sich diese Zahl nicht wesentlich erhöht, finden wir bei den Leuten, die Bewegungsstörungen haben, eine Verkürzung des Refraktärstadiums auf $^1/_{10}$ und darunter.

Es ist also eigentlich nicht richtig, wenn wir bei einem solchen Patienten sagen „der Reflex ist gesteigert“. Für die Untersuchung des einzelnen Reflexes scheint es so zu sein, aber auf den einzelnen Reflex kommt es gar nicht wesentlich an, es kommt darauf an, ob man eine schnell folgende Reihe von Reflexen hervorrufen kann, ob das Refraktärstadium stark verkürzt ist. Dies ist nun in Fällen von deutlichen Spasmen in hohem Maße der Fall, die Reflexfähigkeit ist nicht gesteigert, sondern sie ist vervielfacht. Während der Normale, wenn er seinen Fuß auf den Vibrationsapparat

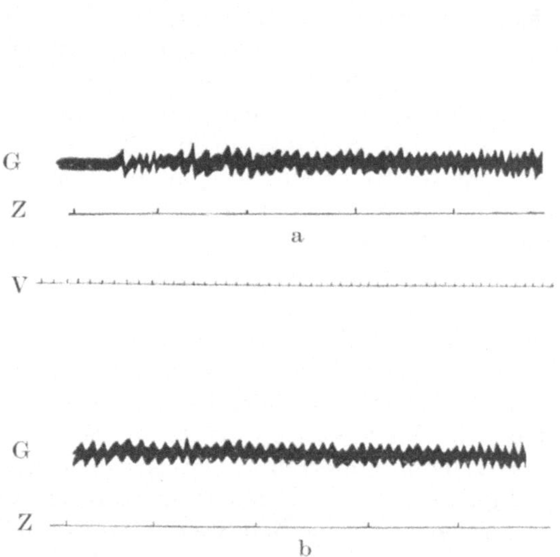

Abb. 38 a und b. Untersuchung eines Kranken mit zerebraler Kinderlähmung und intensiven Spasmen in den Fußstreckern auf dem Vibrationsapparat. Der Kranke soll seinen Fuß ruhig auf dem vibrierenden Stabe halten. Der Versuch ergibt, daß ihm dies gar nicht möglich ist. Sobald die Vibration beginnt, kommt es zu intensiven oszillatorischen Aktionsströmen, der Fuß wird krampfhaft, unwillkürlich gestreckt.
V = Signal der Vibration, G = Galvanometer. Z = Zeit in $^1/_5$ Sekunde.

setzt, sehr wohl imstande ist, ihn schlaff zu lassen (anfangs treten vielleicht einige Reflexe auf), ist der Spastiker gezwungen, ihn zu innervieren. Es entwickelt sich durch die Reflexe eine Innervation, zu der er gar nichts tut. Es wird durch sensiblen Reiz eine motorische Aktion erzwungen.

Sowohl der Neurastheniker wie der Spastiker haben gesteigerte Reflexe, doch nur der letztere hat Bewegungsstörungen, der erste nicht im geringsten. Es ist eben die Reflexsteigerung des Spastikers von einer ganz anderen Größenordnung als die des funktionell erkrankten. Frequente Reflexreihen sind bei dem letzteren auf diesem Wege nicht auslösbar, deshalb kommt es auch nicht zu reflektorisch erzwungenen Muskelspannungen.

XIII. Theoretische Betrachtungen über den zentralen Vorgang.

Wir haben gesehen, daß das Ablaufen eines Eigenreflexes als die einfachste Funktion unseres Rückenmarkes gedacht werden kann. Wir finden einen Leitungsvorgang, in dessen Verlauf ebensowenig Summation eintritt wie in die Überleitung von Nerv zu Muskel, wir finden eine sehr kurze und dabei völlig konstante Verzögerung, was unterscheidet nun diesen Vorgang von dem nächst niederen nervösen Vorgang, als den wir die Überleitung von Nerv zu Muskel anzusehen haben?

Vor allem kann Bahnung und Hemmung eintreten. Bahnung und Hemmung sind zwar auch beschrieben worden für die Synapse zwischen Nerv und Muskel, aber die Vorgänge sind bei unserem Reflex doch von einer ganz anderen Art. Hemmung tritt zwischen Nerv und Muskel nur dann ein, wenn die Erregungen des Nerven sehr kurz aufeinander folgen[1]).

Davon kann hier keine Rede sein, selbst wenn nur ein Reflex in der Sekunde eintritt, kann er noch völlig gehemmt oder gebahnt werden. Die Bahnung und Hemmung ist vielmehr von derselben Art wie an den Muskeln der Krebsschere. Hier finden wir aber auch einen Nerven, der speziell die Hemmungsimpulse leitet[2]).

Es muß also in der Leitung sich eine Stelle finden, wo die Bahnung und Hemmung einsetzt. Sie kann unserer Vorstellung nach entweder in dem Ganglienzellkörper liegen oder in der Synapse zwischen den beiden Neuronen. Diese beiden Möglichkeiten sind in der Physiologie des Nervensystems weitgehend erwogen worden, ohne daß eine bindende Entscheidung getroffen werden konnte. Die Frage ist natürlich für die allgemeine Nervenphysiologie von der größten Bedeutung, denn es handelt sich eben um die Ortsbestimmung der wirklichen zentralen Vorgänge. Es kann mit

---

[1]) K. Lucas, Journ. of physiol. **43, 46**. 1911.

[2]) Biedermann, Sitzungsber. d. Akad. Wien 1887, 96. III. Juni. P. Hoffmann, Zeitschr. f. Biol. **68**, 411. 1914.

völliger Sicherheit angenommen werden, daß eine Erregung, die ein Neuron durchläuft, den Zellkörper einer Ganglienzelle nicht zu passieren braucht. Dies erweist einmal die Tatsache, daß eine Erregung selbst das narkotisierte Spinalganglion passiert [1]) und daß in diesem sicherlich keine Leitungsverzögerung eintritt, ferner Bethes bekannter Versuch an Carzinus [2]). Bei diesem Tiere gelingt es unzweifelhaft, Reflexe nachzuweisen, nachdem die Ganglienzellenkörper, die zu den leitenden Neuronen gehören, entfernt sind. Die Spinalganglienzelle liegt seitlich nur durch einen Ast mit der zugehörigen Nervenfaser verbunden und das gleiche finden wir bei der Mehrzahl der Evertebratenganglienzellen, besonders bei denen, die in Bethes Versuch in Betracht kommen. Ohne diese anatomische Eigentümlichkeit wäre ja der Versuch ganz unmöglich.

Es ist von Wichtigkeit, daß in diesen beiden Fällen die Erregung den Zellkörper nicht eigentlich passiert.

Im Rückenmark der Vertebraten sind dagegen die Ganglienzellen so in die Leitung eingeschaltet, daß die Erregung sie direkt durchlaufen muß. Hier sind also andere Verhältnisse, und es ist damit berechtigt, Bethes Versuch nicht als bindend für die Wirbeltiere anzusehen [3]).

Betrachten wir unsere speziellen Versuche, so müssen wir zuerst die peripheren Verhältnisse näher erörtern.

Nach der heutigen Auffassung von dem Vorgange im Muskel und Nerv ist der elementare Vorgang in einem Achsenzylinder fest bestimmt seiner Größe nach und kann sich nicht verändern, wenn man den Reiz vermindert oder verstärkt [4]). Z. B. wird das elektrische Organ von Malapterurus von einer Ganglienzelle und einem Achsenzylinder versorgt. Es sollte demgemäß nicht möglich sein, durch verschieden starke Reize in diesem Erregungen verschiedener Stärke hervorzurufen. Nach den Versuchen von Gotch und Garten [5]) ist dies tatsächlich der Fall. Der Effekt ist immer der gleiche, es gibt keine untermaximale

---

[1]) Steinach, Pflügers Arch. f. d. ges. Physiol. 78, 291. 1899.

[2]) Bethe, Allgemeine Anatomie und Physiologie des Nervensystems. S. 328. Leipzig 1903.

[3]) Wie es Verworn tut.

[4]) Siehe aber die entgegenstehende Ansicht von A. V. Hill, Journ. of physiol. 55, 389. 1921.

[5]) Siehe Handb. d. vergl. Physiol. 8. 2. Hälfte, S. 197 ff.

Erregung. Nehmen wir einen aus vielen Elementen zusammengesetzten Muskel, so kann die untermaximale Erregung dadurch
zustande kommen, daß nur ein Teil der Fasern sich zusammenzieht, die anderen in Ruhe bleiben. Genau das gleiche gilt für
einen Nervenstrang, der aus vielen Fasern zusammengesetzt ist.
Betrachten wir nun die Wirkung eines Induktionsschlages auf
den N. tibialis. Wir finden, daß eine Erregung in den sensiblen
Fasern und eine in den motorischen Fasern zum Rückenmarke
läuft. Die reflektorische Erregung muß durch dieselben motorischen Fasern zum Muskel herunterlaufen, durch die kurz vorher
eine Erregung heraufgelaufen ist, die aber nach dem Gesetze
der axipetalen Leitung keinerlei Effekt haben konnte, da sie
einfach blockiert wird. Nehmen wir an, es bestehe der Kern
für den betreffenden Muskel aus 1000 Vorderhornganglienzellen
und es würden durch den Reiz die Hälfte der motorischen und
die Hälfte der sensiblen Fasern in Erregung versetzt (maximale
Erregung ist des Schmerzes wegen unerträglich), so wird ein
gewisser Teil der Vorderhornzellen sowohl durch den Achsenzylinder
in Erregung gehalten, wie auch auf reflektorischem Wege über das
Hinterhorn und die Dendriten. Es würden also dort zwei Erregungen zusammentreffen. Zwei im Nerven zusammentreffende
Erregungen können nun nicht übereinander hinweglaufen. Also
kann theoretisch in diesem Falle die Erregung nicht von dem
sensiblen Schenkel auf den motorischen übergehen. Es wäre
dies nur unter den Umständen möglich, daß die Erregung in
den sensiblen Fasern erheblich verzögert würde. Spätestens an
der Synapse der Vorderhornganglienzelle mit den Kollateralen,
die die Reflexerregung leiten, muß nach dem Gesetz der axipetalen Leitung die Erregung erlöschen. Der absolute refraktäre
Zustand an dieser Stelle dauert, wie wir wissen, ca. $^1/_{1000}$ Sekunde.

Die Verzögerung, die die sensible Leitung erfährt, müßte also
so groß sein, wenn die entgegenkommende Erregung nicht mehr
blockierend wirken sollte. Denken wir uns zwischen dem sensiblen
und dem motorischen Neurone eine Zwischenschicht einer langsamer leitenden Substanz, so kann man annehmen, daß die Erregung
hier verzögert wird. Die Verzögerung beträgt nach den beschriebenen Versuchen höchstens 4 σ, wahrscheinlich viel weniger.
Wenn nun die Erregung im motorischen Neuron an der einen
Seite erlischt, so hätte die sensible Erregung Zeit, durch die
langsam leitende Schicht hindurchzudringen und würde erst nach

dem Ankommen des rückläufigen Impulses eintreffen. Nach 1 σ ist aber die Nervenerregung abgeklungen und der Weg ist für eine entgegenkommende Erregung frei.

Es würde also nach dieser Überlegung die reine Reflexzeit R theoretisch nicht 0 sein dürfen, sondern sie müßte mindestens so lange dauern, wie die refraktäre Periode im Nerven. (Allerdings gilt die Überlegung streng nur für Maximalreize, die wir bei unseren Versuchen nicht verwenden können.)

Löse ich während intensiver willkürlicher Erregung des Muskels Reflexe durch kräftige Induktionsschläge aus, so finde ich, daß nicht erst nach dem Ablaufe des Reflexes eine Hemmung der willkürlichen Erregung eintritt, sondern sofort mit dem Eintreten der indirekten Zuckung des Muskels. Die Erregung ist zu dieser Zeit noch gar nicht im Rückenmarke angelangt und kann sich vollends noch nicht zeigen, denn die Tätigkeit des Rückenmarks wird erst etwas später durch die Tätigkeit des Muskels sichtbar.

Diese Hemmung der vom Rückenmark zum Muskel laufenden Erregungen kommt durch die entgegenlaufenden Erregungen zustande, die von der Reizstelle nach dem Rückenmarke eilen. Ich habe schon beschrieben, daß neben der Erregung, die im sensiblen Ende zentralwärts läuft, auch eine im motorischen Nerven zentralwärts geht. Diese trifft auf die willkürlichen Impulse, die entgegenkommen, und hemmt sie. Wenn die Erregungswelle eine maximale wäre, so würde die Hemmung eine vollkommene sein. Da sie dies aber beim Menschen nicht sein kann, so ist die Hemmung nur unvollkommen, die willkürlichen Impulse werden aber geschwächt.

Es ist dies also keine Hemmungserscheinung in dem Sinne, wie wir von zentralen Hemmungen sprechen, sondern ein im peripheren Nerven ablaufender Vorgang, der immer eintritt, wenn sich Erregungen in der Faser begegnen. Für unseren Zweck hat diese Hemmung nur die Bedeutung, daß wir wirklich erweisen können, daß rückläufige Erregungen im motorischen Nerven zum Rückenmarke laufen. Es muß diese Hemmungsform also scharf unterschieden werden von der, die S. 74 beschrieben worden ist. Dort handelte es sich um eine zentrale Hemmung, die in der Funktion des Vorderhornes eintrat. Hier ist es ein Vorgang, der sich im peripheren Nerven allein abspielt.

Wir können uns nun weiter fragen, wo liegt der anatomische Punkt, an dem die Hemmung und die Bahnung einsetzt? Der Prozeß der Bahnung besteht darin, daß die Erregung auf eine größere Zahl von Neuronen übergeht als ohne diese. Die Möglichkeit einer verschieden starken Erregung eines Neurons nehmen wir nicht an, es kann sich nur um wechselnde Zahl handeln. Nun finden wir gerade bei den Eigenreflexen eine außerordentliche Bahnungsmöglichkeit. Es sieht so aus, als ob von sehr wenigen Fasern aus der gesamte Ganglienhaufen, der den Muskel innerviert, in Tätigkeit geraten kann. Wir können uns die Vorderhornganglienzelle durch den fördernden Reiz so aufgeladen denken, daß nur ein ganz geringer Reiz genügt, um sie zur Entladung kommen zu lassen. Dies ist die Vorstellung, die Exner von der Bahnung hatte. Auf Grund meiner Versuche glaube ich nichts gegen diese Vorstellung einwenden zu können, wenn ich auch zugeben muß, daß die Vorstellung einer Aufladung und Entladung mir im Prinzip nicht richtig erscheint. Für unsere Versuche genügt diese Vorstellung. Durch die willkürliche Erregung ist die Vorderhornganglienzelle aufgeladen, wenn ein Reflexreiz sie trifft, entlädt sie sich leichter und kann sich häufiger entladen, als wenn die „Ladung" nicht erfolgt wäre. Ist andererseits gar keine Ladung vorhanden, wie z. B. bei Kontraktion der Antagonisten, so wirkt der Reflexreiz schwer oder gar nicht. Diese Hypothese würde also bedingen, daß eine dauernde Erregung unserer Muskulatur vorliegt, auch wenn wir unsere Muskeln entspannen. Andererseits würde sie fordern, daß die Eigenreflexe ganz abhängige Vorgänge darstellen, die notwendige Nervenenergie wird gar nicht von dem sensiblen Reiz gebildet, sondern der Eigenreflex kann nur schon vorhandene Erregungsfähigkeit aufbrauchen. Man sieht, daß auch diese Auffassung sich gut mit den beschriebenen Tatsachen deckt.

Es ist also möglich, sich den Vorgang der Bahnung und Hemmung als in der Vorderhornganglienzelle selbst liegend zu denken. Aber diese Vorstellung ist keineswegs die einzig mögliche. Man kann sich auch vorstellen, daß in der Synapse eine Hemmung und Bahnung einsetzt. Daß dies berechtigt ist, kann nicht bezweifelt werden, denn wir finden an den Muskeln der Arthropoden zwei Nervenfasern, von denen die eine hemmend, die andere erregend wirkt[1]). Hier ist keine Ganglienzelle, und doch sind Bahnung und Hemmung in voller Stärke ausgebildet. Anatomisch wissen wir über die Muskel-Nervverbindung der Arthropoden nichts; wir

---

[1]) Biedermann, Sitzungsber. d. Akad. Wien 1887. **96**, III. Juni. Mangold, Zeitschr. f. allg. Physiol. **5**, 135. 1905. P. Hoffmann, Zeitschr. f. Biol. **63**, 411. 1919.

finden im Gold- oder Methylenblau-Präparat, daß die Achsenzylinder sich immer weiter verzweigen, immer feiner werden
und schließlich endigen, ohne daß ein besonderes Gebilde zwischen-
geschaltet wäre. Es sind also anatomisch die Verhältnisse ähnlich

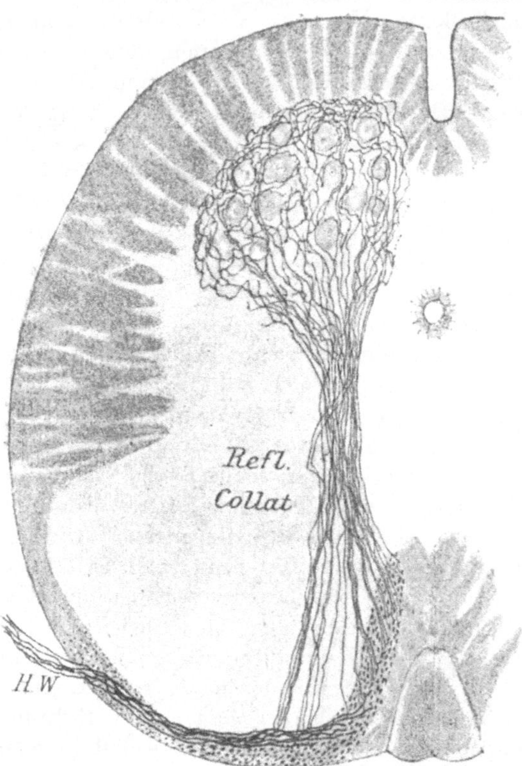

Abb. 38. Querschnitt des Rückenmarks einer neugeborenen Maus. Nach
Lenhossek. Man sieht die homolateralen Reflexkollateralen von den
Hinterwurzeln nach den Vorderhörnern ziehen. Diese Fasern dienen
vermutlich ausschließlich der Leitung der Eigenreflexe; sie haben kein
Schaltneuron.

liegend wie bei den Synapsen des Rückenmarks oder Gehirns.
Es ist zwar, wie wir schon bei Bethes Carcinusversuche be-
sprachen, die Übertragung vom Evertebraten zum Vertebraten
nicht ohne weiteres gerechtfertigt, aber die Möglichkeit des Ein-
setzens einer Bahnung in der Synapse und nicht in der Zelle ist
vorhanden. Bei dieser Vorstellung muß man nun annehmen,

daß durch die Erregung einer Zelle auch die zu dieser führenden
Synapsen gebahnt sind. Es würde also letzten Endes kein großer
Unterschied zwischen den beiden Vorstellungen bestehen. Man
käme im zweiten Falle ohne die Annahme der Aufladung durch,
die in sich immer etwas Bedenkliches hat. Jedenfalls können wir
aus unseren Überlegungen entnehmen, daß der Reflexbogen der
Eigenreflexe anders beschaffen sein muß als der der Fremdreflexe.
Es ist die Annahme, daß die Fremdreflexe ein Schaltneuron zwischen
dem sensiblen und dem motorischen Neuron haben, mit unseren
Ergebnissen gut in Einklang zu bringen.

Die Eigenschaften der Summation unterschwelliger Reize, der
Nachwirkung nach einem kurz abbrechenden Reiz der koordinierten Funktion, der antagonistischen Innervation, könnten dann
in dies Schaltneuron verlegt werden. Die direkten Reflexkollateralen, die von den sensiblen Wurzeln zu den
Vorderhornganglienzellen der gleichen Seite ziehen,
wären unter dieser Annahme den Eigenreflexen vor-
behalten. Wir hätten also eine ganz spezifische Funktion dieser
Fasern. Fremdreflexe müßten auf einem Umwege geleitet werden.

Diese Vorstellung wird auch durch andere Überlegungen gestützt. Die Fremdreflexe sind immer koordinierte Reflexe, es
kommt zu wirklichen Bewegungen, bei denen ganze Muskelgruppen
in Tätigkeit treten, und zwar in komplizierter gesetzmäßiger Weise.
Die Eigenreflexe hingegen sind ganz direkt durch das Rückenmark
laufende Erregungen, die zwangsläufig die Erregung zum gleichen
Muskel wieder hinleiten. Eine einfache Reflexkollaterale würde
den Bedürfnissen eines koordinierten Reflexes nicht entsprechen.
Wie sollte eine koordinierte Bewegung so zustande kommen?
Es können nur isolierte Muskelkontraktionen sein.

XIV. Schlußbemerkung.

Es hat sich auf Grund der beschriebenen Versuche gezeigt,
daß man sich jetzt eine sehr einheitliche Vorstellung von dem
Wesen der Eigenreflexe machen kann. Es handelt sich um eine
Reflexform, die nicht eine Bewegung als Erfolg liefert, sondern
um eine Teilfunktion aller unserer willkürlichen Bewegungen. Es erfolgt durch sie eine ständige Überwachung
und Regulation derselben. Die Eigenschaften sind dieser Bestimmung besonders angepaßt: Die Schnelligkeit der Übertragung,
die außerordentlich differenzierte Bahnung und Hemmung, die

Abhängigkeit des Erfolges vom Reize. Während wir bei anderen Reflexen sehen, daß sie, einmal ausgelöst, einen gewissen Gang durchmachen und nicht mehr gehemmt werden (z. B. Schlucken), ist hier jeden Moment eine Hemmung möglich. Während andere Reflexe nur zur bestimmten Zeit einsetzen, sind die Eigenreflexe ständig in Tätigkeit, nur mit Schwankungen der Intensität. Ein Sinnesorgan von höchster Unterschiedsempfindlichkeit steht diesem Mechanismus zu Gebote, völlig unbewußt arbeitet der komplizierte Apparat. Gemäß der ständigen Funktion ist die Ermüdbarkeit dieser Reflexe sehr gering. Das Rückenmark leistet das Höchste an direkter Leitung, was wir kennen, unter günstigen Umständen können 200 Erregungen in der Sekunde durch dasselbe fließen.

Insgesamt sehen wir einen Apparat von hoher Vollendung, dessen Existenz uns erst durch die Versuche der letzten Jahre recht zum Bewußtsein gekommen ist. S. Exner hat sein Vorhandensein zuerst geahnt, aber es fehlten ihm die experimentellen Daten, um die Tragweite dieser Funktion zu übersehen. Ein Reflexapparat, der durch willkürliche Kontraktion der gleichen Muskeln gehemmt wird, kann nicht das leisten, was wir von ihm verlangen, erst als gezeigt war, daß diese Anschauung ganz unrichtig war, konnte weiter gebaut werden.

Und dann ergaben sich die Ergebnisse, die besprochen wurden.

Ein gewisser Abschluß ist erreicht. Wir können den Eigenreflexapparat und seine Funktion verstehen, es sind nicht mehr Kuriosa, die wir vor uns haben, sondern sie sind eingeordnet in die Gesamttätigkeit unserer Bewegungsorgane.

Aber eine große Zahl von Problemen harrt noch der Aufklärung. Ist für diese Sonderfunktion des Rückenmarkes wirklich eine anatomisch festzulegende Nervenbahn vorhanden? Sind die direkten Reflexkollateralen, die gleichseitig von den Hinterhörnern zu den Zellen der Vorderhörner ziehen, dieser Funktion reserviert? Wirken Erregungen, die nicht vom Kortex ausgehen, in völlig gleicher Weise auf die Reflexe? Wie stellen sich die Eigenreflexe zu den Zuständen der Muskelstarre? Dies sind nur einige der Probleme, die sich aufdrängen. Ich habe ihnen nicht eigene Kapitel gewidmet. Es ist schon sehr viel Raum in der neurologischen Literatur hierfür verwendet worden, die Annahmen der Autoren stehen sich scharf gegenüber. Die zahllosen Hypothesen und Möglichkeiten, die in Publikationen niedergelegt sind, verlangen eine experimentelle Prüfung.

Namen- und Sachverzeichnis.

Vorlesungen über Physiologie. Von Dr. **M. v. Frey**, Professor
der Physiologie und Vorstand des Physiologischen Instituts an der Universität Würzburg. **Dritte**, neu bearbeitete **Auflage**. Mit 142 Textfiguren. 1920. Preis M. 28,—; gebunden M. 35,–.

Lehrbuch der Physiologie des Menschen. Von Dr. med.
Rudolf Höber, o. ö. Professor der Physiologie und Direktor des Physiologischen Instituts der Universität Kiel. **Zweite**, durchgesehene Auflage. Mit 243 Textabbildungen. 1920. Gebunden Preis M. 38,—.

Allgemeine Physiologie. Eine systematische Darstellung der
Grundlagen sowie der allgemeinen Ergebnisse und Probleme der Lehre
vom tierischen und pflanzlichen Leben von **A. v. Tschermak**. In
zwei Bänden. **Erster Band: Grundlagen der allgemeinen
Physiologie.**
   I. Teil: Allgemeine Charakteristik des Lebens, physikalische und
     chemische Beschaffenheit der lebenden Substanz. Mit 12 Text-
     abbildungen. 1916. Preis M. 10,—.
   II. Teil: Morphologische Eigenschaften der lebenden Substanz und
     Zellularphysiologie. Mit etwa 115 Textabbildungen.
                              Erscheint im Sommer 1922.

Das Reizleitungssystem im Herzen. Von Professor Dr. **Franz
Külbs**, Privatdozent, Assistenzarzt der I. medizin. Klinik der Charité
zu Berlin. Mit 12 Textabbildungen. 1913. Preis M. 2,—.

Zur Theorie des elektrischen Reizes. Von **W. Nernst**. Mit
3 Textfiguren. 1908. Preis M. 1,60.

Elektrophysiologie menschlicher Muskeln. Von Dr. med.
H. Piper, a. o. Professor der Physiologie, Abteilungsvorsteher am
Physiologischen Institut der Friedrich Wilhelms-Universität zu Berlin.
Mit 65 Abbildungen. 1912. Preis M. 8,—.

Gliedermechanik und Lähmungsprothesen. Von **Heinrich
v. Recklinghausen**. In zwei Bänden. Mit 230 Textfiguren.
   Band I: (Physiologische Hälfte.) Studien über Gliedermechanik,
     insbesondere der Hand und der Finger.
   Band II: (Klinisch-technische Hälfte.) Die schlaffen Lähmungen
     von Hand und Fuß und die Lähmungsprothesen. 1920.
                             Zusammen Preis M. 128,—.

Das vegetative Nervensystem. In Gemeinschaft mit bekannten Fachgelehrten herausgegeben von Professor Dr. **L. R. Müller,** Direktor der Medizinischen Klinik in Erlangen. Zweite, neubearbeitete Auflage. Mit etwa 168 teils farbigen Abbildungen.   In Vorbereitung.

Das Schmerzproblem. Von Dr. **A. Goldscheider,** Geheimer Medizinalrat, o. Professor und Direktor der III. Medizinischen Klinik der Universität Berlin. 1920.   Preis M. 10,—.

Die Narkose in ihrer Bedeutung für die allgemeine Physiologie. Von **Hans Winterstein,** Professor der Physiologie und Direktor des Physiologischen Instituts der Universität Rostock i. M. Mit 7 Textabbildungen. 1919. (Bildet Band II der „Monographien aus dem Gesamtgebiet der Physiologie der Pflanzen und der Tiere".) Preis M. 16,—; gebunden M. 18,—.

Die physiologische Sehnenverpflanzung. Von Professor Dr. **K. Biesalski,** Direktor und leitender Arzt, und Dr. **L. Mayer,** Wissenschaftlicher Assistent am Oskar-Helene-Heim in Berlin-Zehlendorf. Mit 270 zum großen Teil farbigen Abbildungen. 1916. Gebunden Preis M. 36,—.

Die Beteiligung der humoralen Lebensvorgänge des menschlichen Organismus am epileptischen Anfall. Von Dr. **Max de Crinis,** Assistent der Universitätsnervenklinik in Graz. Mit 28 Kurven im Text. 1920. (Bildet Heft 22 der „Monographien aus dem Gesamtgebiet der Neurologie und Psychiatrie".) Preis M. 26,—. Vorzugspreis für die Bezieher der „Zeitschrift für die gesamte Neurologie und Psychiatrie" und des „Zentralblattes für die gesamte Neurologie und Psychiatrie"   M. 22,—.

Über das Wesen der Hypnose. Von Dr. med. et phil. **Paul** Schilder, Privatdozent an der Universität Wien. 1922. Preis M. 9,—.

Pflügers Archiv für die gesamte Physiologie des Menschen und der Tiere. Herausgegeben von E. Abderhalden-Halle a. S., **A. Bethe**-Frankfurt a. M., **R. Höber**-Kiel. Pflügers Archiv erscheint in zwanglosen einzeln berechneten Heften; 6 Hefte bilden einen Band. Bis Sommer 1922 erschienen 194 Bände.

Hierzu Teuerungszuschläge